DU DIAGNOSTIC DIFFÉRENTIEL

DES

HYDRORRHÉES NASALES

PAR

Le Dr Louis MARLAND

LYON

A REY, IMPRIMEUR-ÉDITEUR DE L'UNIVERSITÉ
4, RUE GENTIL, 4

1900

DU DIAGNOSTIC DIFFÉRENTIEL

DES

HYDRORRHÉES NASALES

DU DIAGNOSTIC DIFFÉRENTIEL

DES

HYDRORRHÉES NASALES

PAR

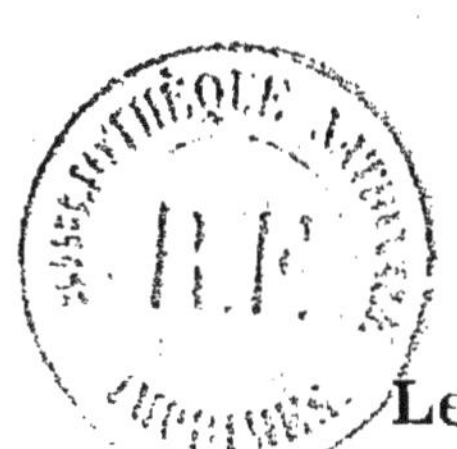

Le Dr Louis MARLAND

LYON

A. REY, IMPRIMEUR-ÉDITEUR DE L'UNIVERSITÉ
4, RUE GENTIL, 4

1900

INTRODUCTION

L'hydrorrhée nasale consiste en un écoulement abondant par le nez d'un liquide clair semblable à de l'eau, écoulement qui peut se manifester d'une manière plus ou moins continue chez des sujets ne présentant en apparence aucun autre trouble pathologique.

Certains auteurs ont voulu faire de l'hydrorrhée nasale une entité morbide ; pourtant, sous cette même qualification, on a publié des observations au fond très disparates. Il nous a paru intéressant de chercher à différencier ces divers cas : montrer que l'hydrorrhée nasale n'est qu'un symptôme répondant à des troubles pathologiques très divers, tel est le but que nous nous sommes proposé dans ce travail.

M. le professeur Poncet nous a fait l'honneur d'accepter la présidence de notre thèse : qu'il veuille bien recevoir nos remerciements respectueux.

A M. le professeur agrégé Lannois revient l'idée première de ce travail ; il nous a aidé de ses conseils et nous a fourni plusieurs observations ; nous avons toujours trouvé soit chez lui, soit dans son service, l'accueil le plus bienveillant ; nous le prions de croire à notre profonde reconnaissance.

DU DIAGNOSTIC DIFFÉRENTIEL

DES

HYDRORRHÉES NASALES

CHAPITRE PREMIER

HISTORIQUE

C'est en 1889 que le célèbre rhinologiste américain Bosworth attira pour la première fois l'attention sur l'hydrorrhée nasale, dans son traité bien connu des *Maladies du nez et de la gorge*. Il consacre à cette étude un chapitre spécial, considérant l'hydrorrhée nasale comme une maladie idiopathique, ayant sa place à part dans la rhinopathologie : c'est pour lui une affection extrêmement rare, aussi en rapporte-t-il tous les cas qu'il a pu réunir au nombre de dix-huit seulement.

Ceux-ci ont été l'objet d'un examen critique sévère de la part de M. Saint-Clair Thomson, qui présenta ses conclusions au 66ᵉ Congrès de l'Association médicale britannique, en juillet 1898. Il ressort de cette analyse que, des dix-huit cas de Bosworth, deux consistent en un écoulement de liquide céphalo-rachidien par suite d'une fracture compliquée de la base du crâne ; dans deux autres cas, l'analyse

du liquide prouve encore son origine sous-arachnoï-
dienne. Dans neuf autres, l'hydrorrhée semble aussi
provenir du crâne plutôt que de la muqueuse nasale.

Des cinq observations qui restent, il y a incontes-
tablement dans l'une une hydropisie de l'antre d'High-
more, et dans une autre, qui s'accompagne de symptômes du côté de l'œil et de la peau, une névrite du
trijumeau. Les trois dernières seules peuvent être
rattachées à une hypersécrétion de la pituitaire.

La simple analyse des cas cités par Bosworth lui-
même montre donc que l'hydrorrhée nasale peut
avoir une origine très diverse ; dans tous, pourtant, on
constate l'existence d'un flux semblable de liquide
clair, aqueux, s'écoulant continuellement du nez en
plus ou moins grande abondance, et ne s'accompagnant d'aucun phénomène inflammatoire apparent :
c'est là tout ce qui fait l'identité de l'hydrorrhée nasale,
dont Bosworth a voulu faire une affection idiopathique.

Depuis la publication de l'ouvrage de Bosworth,
un certain nombre d'articles et de communications
ont paru de divers côtés sur l'hydrorrhée nasale : nous
y retrouvons la même diversité soit dans les symptômes concomitants et les lésions observées, soit dans
leur interprétation.

En Amérique d'abord, Melville Hardie (1890) et
Bean (1892) publient plusieurs observations ; puis
c'est un peu partout Anderson, Lichtwitz (1892), Keiper (1893), Delie (1894), Lacoarret, Rueda (1895),
Flatau (1896), Nikitin, Saint-Clair Thomson, Creswell Baber (1898), Meizi, Freudenthal (1899), Castex, Molinié (1900), etc, etc.

En France, nous voyons, dès 1892, Lichtwitz publier dans les *Archives cliniques de Bordeaux* un cas d'hydrorrhée nasale qu'il rattache à un kyste du sinus frontal ; il ajoute que très probablement l'étiologie des autres cas disparates n'est pas toujours la même, et qu'en particulier l'on devrait songer chaque fois à examiner les différentes cavités accessoires du nez.

L'année suivante, Moure, de Bordeaux, consacre, dans son *Manuel pratique des maladies des fosses nasales*, un chapitre spécial à l'hydrorrhée nasale ; bien qu'admettant dans certains cas une pathogénie toute différente (polypes, kystes des sinus, fêlure de la lame criblée de l'ethmoïde), il voit d'une manière à peu près constante dans l'hydrorrhée nasale un trouble nerveux, si bien qu'il la définit en tête de son chapitre : « une affection des fosses nasales caractérisée par une hyper-sécrétion aqueuse abondante de la pituitaire ».

C'est alors que Saint-Clair Thomson, en Angleterre, publie une série de communications qui mettent en lumière une variété tout à fait spéciale d'hydrorrhée nasale. Le point de départ de ses études fut l'observation d'un malade qu'il montra à la Société laryngologique de Londres, le 11 novembre 1896 ; celui-ci présentait un écoulement incessant par la narine gauche, d'un liquide clair qu'une analyse rigoureuse démontra être du liquide céphalo-rachidien.

Deux ans après cette communication, Saint-Clair Thomson présenta au 66ᵉ Congrès annuel de l'Association médicale britannique, une étude sur l'hydrorrhée nasale ; il en maintenait l'existence en tant que maladie constituée, mais en raison de la pathogénie comme des caractères de l'écoulement, il la distinguait nettement de la rhinorrhée cérébro-spinale. S'attachant plus particulièrement à l'étude de cette dernière, il présenta tout d'abord à la Royal Society, en 1899, en collaboration avec Léonard Hill et Halliburton, des « observations sur le liquide cérébro-spinal chez l'homme » ; puis, la même année, il fit paraître une monographie complète de la question dans un volume intitulé : *le Liquide céphalo-rachidien et son écoulement spontané par le nez*.

Il y cite longuement tous les cas de cette affection qu'il a pu réunir, cas certains ou simplement probables ; puis, dans une étude générale, il fait le diagnostic de la rhinorrhée cérébro-spinale spontanée avec les diverses autres formes de rhinorrhée séreuse avec lesquelles elle peut être confondue : l'accumulation séreuse dans le sinus, la névrite vaso-motrice, et enfin l'*hydrorrhée nasale* proprement dite, qu'il considère comme liée à un trouble sécrétoire de la pituitaire, sans autres phénomènes pathologiques apparents.

Depuis la publication de l'ouvrage de Saint-Clair Thomson, les observations d'hydrorrhée nasale ont continué à paraître ; mais les auteurs, connaissant à présent l'existence de la rhinorrhée cérébro-spinale, s'efforcent de la dépister, surtout par l'analyse du liquide sécrété ; c'est ainsi que Fischer, en 1899. Castex, en 1900, publient de nouveaux cas.

Tout récemment, dans un numéro du mois d'avril de la *Presse médicale*, M. Maurice Mignon (de Nice) a repris le diagnostic différentiel de l'hydrorrhée nasale proprement dite et de la rhinorrhée cérébro-spinale, en insistant sur les caractères différents de l'écoulement; il a même indiqué, au sujet de cette seconde affection, une pathogénie nouvelle que nous retrouverons plus loin dans le cours de cette étude.

D'un autre côté, plusieurs auteurs s'attachent à l'étude de l'hydrorrhée nasale proprement dite : M. Lermoyez publie, en 1899, dans les *Annales des maladies de l'oreille*, un long article intitulé : « du Traitement atropostrychnique de l'hydrorrhée nasale » ; il y cite un bon nombre d'observations qu'il rapporte toutes à des troubles de sécrétion. M. le professeur agrégé Lannois, dans son service et sa clientèle privée, a recueilli quelques observations de la même catégorie; nous les reproduisons plus loin.

Malgré tout, la question n'est toujours pas nette, et sous cette même classification d'hydrorrhée nasale, qui représentait pour Bosworth une maladie à part, on continue à ranger bien des cas disparates.

Il serait intéressant, assurément, d'étudier les divers cas, bien moins rares qu'on ne le croyait, où l'on peut rencontrer cette affection, et d'en rechercher la pathogénie. On verrait ainsi si l'on peut conserver à l'hydrorrhée nasale la place que lui avait donnée Bosworth parmi les maladies constituées des fosses nasales, ou si l'on doit simplement la considérer comme un symptôme commun à diverses affections du nez ; et alors, l'étude des caractères distinctifs de l'hydrorrhée dans ses différentes manifestations n'aurait pas un simple intérêt théorique ; elle entraînerait d'importantes conséquences au point de vue du traitement. C'est à cette étude que nous nous proposons de consacrer ce travail.

Mais auparavant, il est nécessaire, on le comprend d'après l'exposé qui précède, de rappeler, au moins brièvement, la constitution histologique de la muqueuse des fosses nasales, au point de vue des glandes, des vaisseaux et des nerfs, ainsi que ses relations avec les cavités voisines, les différents sinus d'une part, la cavité crânienne d'autre part.

CHAPITRE II

ÉTUDE ANATOMIQUE ET HISTOLOGIQUE DE LA PITUITAIRE; SES RAPPORTS AVEC LES CAVITÉS VOISINES

La muqueuse pituitaire forme un revêtement continu à toute l'étendue des fosses nasales ; sur la paroi postérieure elle tapisse d'arrière en avant le corps du sphénoïde, la lame criblée de l'ethmoïde, les parties latérales de l'épine nasale du frontal et la face profonde des os propres du nez; elle pénètre dans le sinus sphénoïdal au niveau de son orifice situé à la partie antéro-supérieure du corps de l'os et le revêt en entier. — Nous rappellerons à ce propos que Zuckerkandl a signalé dans certains cas l'existence de déhiscences d'ordre physiologique dans les parois du corps du sphénoïde, le revêtement du sinus est ainsi mis en contact à ce niveau avec la dure-mère de la fosse cranienne moyenne. — Au niveau de la lame criblée de l'ethmoïde, la muqueuse ferme tous les orifices qui y sont creusés ; il en résulte que les vaisseaux et les nerfs auxquels ces trous livrent passage, rencontrent immédiatement au-dessus d'eux la face profonde de la muqueuse et pénètrent alors dans l'épaisseur de cette membrane.

Sur la paroi externe des fosses nasales, on voit la pituitaire tapisser de haut en bas, d'abord les deux faces du cornet supérieur et la face externe du méat supérieur ; à ce niveau elle se prolonge, à travers un ou plusieurs orifices, dans les cellules ethmoïdales postérieures : elle ferme le trou sphéno-palatin en s'appliquant sur lui. Elle revêt ensuite le cornet moyen et le méat moyen ; là, elle pénètre, d'une part, dans le sinus maxillaire, d'autre part dans les cellules ethmoïdales antérieures et le sinus frontal, par l'orifice de l'infundibulum, et tapisse toute l'étendue de ses cavités. — La muqueuse nasale quitte le méat moyen pour revêtir le cornet inférieur et le méat inférieur : elle se continue là, par l'orifice du canal nasal, avec la muqueuse de ce conduit, et, par son intermédiaire, avec la conjonctive.

Le revêtement du plancher et de la paroi interne des fosses nasales ne présente rien qui puisse nous intéresser. En avant, la pituitaire se continue insensiblement avec la peau ; en arrière, elle se confond en haut avec la muqueuse du pharynx et de la trompe d'Eustache, et en bas avec celle du voile du palais.

Voilà comment s'étale la pituitaire à l'intérieur des fosses nasales. Nous allons voir à présent quelle est sa constitution intime, au point de vue particulier qui nous intéresse ; nous nous occuperons donc surtout de ses glandes, de ses vaisseaux sanguins et lymphatiques et de ses nerfs.

La chorion de la muqueuse des fosses nasales s'applique directement sur le périoste sous-jacent,

mais il en reste bien distinct (Ch. Rémy) ; ce n'est pas
une fibro-muqueuse. Ce chorion a une épaisseur
variant, suivant les endroits, de 1/2 à 3 millimètres ; il
est formé d'un entre-croisement de fibres conjonctives
avec quelques fibres élastiques, ainsi que de nombreuses cellules fusiformes et étoilées. Zuckerkandl a
décrit, dans la portion purement respiratoire de la
muqueuse, un véritable tissu adénoïde, soit sous forme
d'infiltration diffuse, soit sous forme de follicules ; on
le rencontre surtout au niveau du méat inférieur.

La composition du chorion muqueux reste la même
dans les différentes régions ; il n'en est pas ainsi
du revêtement épithélial. Celui-ci est deux fois plus
épais au niveau de la portion olfactive, où il mesure en
moyenne 120 μ : il renferme là, en effet, les éléments
sensoriels spéciaux à l'olfaction ; nous nous conten-
terons de les signaler. Ces éléments mis à part, nous
trouvons, comme dans tout l'arbre aérien, des cellules
cylindriques à cils vibratiles, surmontant plusieurs
couches d'éléments irrégulièrement étoilés, que l'on a
interprétés de diverses manières. Un assez grand
nombre de cellules caliciformes y sont mêlées.

La muqueuse nasale est richement pourvue de
glandes, mais leur distribution est loin d'être régulière ;
ainsi, les sinus des cornets inférieurs et moyens n'en
possèdent pas. Elles sont très tassées, au contraire, sur
le cornet inférieur, où elles s'étendent profondément
jusqu'à la couche périostée. Dans la région respiratoire,
elles appartiennent à la classe des glandes en grappe,
c'est-à-dire qu'elles possèdent un canal excréteur dans
lequel vient s'ouvrir un certain nombre de culs-de-sac ;

ceux-ci ont un épithélium polyédrique et granuleux et mesurent 5o à 100 μ de diamètre ; mais dans la région olfactive, d'après Ranvier, ces glandes « sont franchement tubulaires et n'ont pas d'autre canal excréteur que leur tube cellulaire intra-épithélial ».

L'irrigation sanguine de la pituitaire est en rapport avec sa richesse en glandes. Les artères se disposent en trois réseaux, le plus profond appartenant au périoste et le moyen à la portion centrale du chorion muqueux, quant au plus superficiel, il s'étale au-dessous de la membrane basale de l'épithélium. « Lorsqu'on examine après injection, dit Testut, une coupe transversale des cornets, on constate que le chorion muqueux est beaucoup plus épais que sur les autres points des fosses nasales, et, d'autre part, qu'il est occupé presque tout entier par des dilatations vasculaires dont les dimensions augmentent progressivement, des couches superficielles vers les couches profondes. Celles qui avoisinent la lamelle osseuse atteignent des dimensions considérables. Le chorion de la pituitaire se trouve ainsi transformé en une espèce de tissu caverneux spécial, qui a été particulièrement bien décrit par Toynbee et par Zuckerkandl. Son épaisseur atteint 2, 3 et même 4 millimètres. » Le second des auteurs cités plus haut a particulièrement insisté sur ce fait, que la partie de la muqueuse nasale qui contient du tissu érectile est un organe très musculeux ; Pilliet a décrit deux couches musculaires dans les larges vaisseaux que l'on y rencontre : l'une, interne, composée de fibres longitudinales qui dessinent des reliefs dans la lumière du vaisseau ; l'autre, externe, formée de fibres circulaires. « La turgescence et la déplétion du corps caverneux, dit Zuckerkandl dans son *Anatomie des fosses nasales*, sont sous la dépendance du système nerveux, ainsi que cela a lieu pour les organes génitaux. Elles sont, pour ce qui est du nez, sous la dépendance du ganglion sphéno-palatin. Ce ganglion agira dans la turgescence comme vaso-dilatateur, en relâchant la paroi artérielle et en même temps la musculature du réseau veineux. » Ces considérations anatomiques ont une grande importance au point de vue de la physiologie normale et pathologique des fosses nasales.

L'étude des lymphatiques est tout aussi intéressante pour notre sujet. Ils forment, d'après M. E. Simon, un réseau à larges mailles, situé dans les couches les plus superficielles du chorion. Or, ce réseau communique avec les espaces intra-craniens : ce fait surprenant a été démontré d'abord par Schwalbe, puis par Axel Key et Retzius, dans leurs *Études sur l'anatomie du système nerveux*. L'injection, sous une faible pression, des cavités sous-arachnoïdiennes, leur a démontré la communication de celles-ci avec les réseaux lymphatiques de la muqueuse nasale; ces derniers formeraient autour des filets du nerf olfactif des gaines analogues à celles que présente le nerf optique dans sa portion orbitaire; un certain nombre de ces canaux seraient même, d'après Retzius, complètement indépendants des nerfs, et rempliraient à eux seuls certains trous de la lame criblée de l'ethmoïde.

Il existe, de plus, une voie d'écoulement hors de la muqueuse nasale, constituée par de fins canalicules venant s'ouvrir à sa surface par des dilatations cylindriques ou cratériformes.

Ainsi donc, comme le dit M. Testut, « ces milliers d'orifices qui déversent à la surface de la pituitaire le liquide
céphalo-rachidien, nous ramènent, on le voit, d'une
façon bien inattendue, à cette opinion surannée d'après
laquelle les nerfs olfactifs auraient pour fonctions de
transporter dans les fosses nasales les humeurs du cerveau ».

Cependant Flatau, de Berlin, dans ses expériences,
en 1891, n'a jamais vu ces communications avec la surface libre.

Nous ne ferons que rappeler l'innervation de la
pituitaire : les nerfs de sensibilité spéciale sont fournis
par l'olfactif, les nerfs de sensibilité générale viennent
des deux premières branches du trijumeau ; ces derniers se terminent par des extrémités libres, en partie
dans le chorion muqueux, en partie dans l'épaisseur
même de la couche épithéliale. Nous avons vu plus
haut que les vaso-moteurs du corps caverneux de la
pituitaire, les *nervi erigentes*, émanaient du ganglion
sphéno-palatin.

Tout ce que nous venons de dire concerne la muqueuse propre des fosses nasales. Nous avons vu qu'elle
se continuait à travers certains orifices avec le revêtement muqueux des divers sinus ; la constitution de
celui-ci diffère en plusieurs points de celle de la pituitaire. Tout d'abord, la muqueuse des cavités accessoires
est beaucoup plus mince et beaucoup moins dense ; elle
n'a, en certains endroits, tels que les cellules ethmoïdales, qu'un tiers, parfois même un dixième de millimètre.
Les glandes y sont distribuées d'une manière inégale et
sont moins nombreuses que dans le nez ; la couche la

plus profonde de la muqueuse en est complètement dépourvue. Ces glandes appartiennent en partie à la classe des glandes en tubes (Paulsen), en partie à celle des glandes en grappe ; Sappey en décrit même une troisième forme qu'il appelle glandes rameuses, en raison des bifurcations de leur canal central.

Les artères du revêtement des sinus fournissent comme celles de la muqueuse nasale trois systèmes de capillaires, l'un périostique, un autre superficiel et un dernier destiné aux glandes ; mais ce système vasculaire est moins riche que celui des fosses nasales ; cela est dû, d'après Zuckerkandl, à la quantité relativement minime des glandes, qui détermine une réduction correspondante des capillaires. « Le système vasculaire des espaces pneumatiques est cependant assez riche pour que sa sécrétion préserve leur muqueuse de la dessiccation, et peut-être, ainsi que les organes des fosses nasales, a-t-il pour fonction de réchauffer l'air qui les traverse. »

Nous en avons terminé avec ces quelques données histologiques sur le revêtement muqueux des fosses nasales et des différents sinus. Ce chapitre était nécessaire comme préliminaire à une étude sur l'hydrorrhée nasale, et nous aurons souvent à nous y reporter à propos des diverses théories pathogéniques qui ont été proposées.

Nous pouvons songer à trois origines possibles pour cet écoulement aqueux : il peut provenir tout d'abord de la cavité cranienne, à travers les trous de la lame criblée de l'ethmoïde ; puis des différents sinus communiquant avec les fosses nasales ; enfin, il peut être dû à un trouble sécrétoire de la pituitaire elle-même.

Nous aurons donc à étudier trois sortes principales d'hydrorrhée nasale, l'hydrorrhée cérébro-spinale, l'hydrorrhée des sinus et l'hydrorrhée de la pituitaire. Nous allons les passer en revue l'une après l'autre ; dans chaque cas, nous ferons le tableau clinique des phénomènes observés, en citant à l'appui quelques observations typiques ; nous exposerons ensuite les théories pathogéniques qui ont été proposées et nous en ferons la critique.

Ayant ainsi étudié les divers cas que l'on peut rencontrer, nous aurons tous les éléments nécessaires pour les opposer les uns aux autres : nous pourrons alors passer au diagnostic différentiel des hydrorrhées nasales.

CHAPITRE III

L'HYDRORRHÉE CÉRÉBRO-SPINALE

Nous laisserons de côté, dans ce chapitre, les cas de rhinorrhée cérébro-spinale consécutifs à une fracture de la base du crâne : ils ne rentrent pas dans notre définition.

L'écoulement spontané par les narines du liquide céphalo-rachidien a été signalé pour la première fois en 1877, par Tillaux, dans son *Traité d'anatomie topographique;* nous rapportons plus loin son observation. Le diagnostic ne fut fait que par l'analyse du liquide écoulé, confiée à Méhu, le pharmacien de l'hôpital Necker ; à cette époque, personne n'avait encore parlé de la possibilité d'un écoulement de liquide céphalo-rachidien par la voie nasale, sans état pathologique chirurgical ; aussi Tillaux voulut-il trouver une cause mécanique à ce phénomène inédit : ayant appris que le malade avait subi deux fois l'extraction de polypes du nez, il rattacha l'affection à une fêlure produite par cette opération dans la mince lame criblée de l'ethmoïde.

Depuis cette première observation, un certain nombre d'autres ont été publiées de divers côtés, mais sous des titres très divers ; comme nous l'avons vu dans

notre premier chapitre, on a confondu toutes les affections qui s'accompagnaient d'hydrorrhée nasale.

Il faut arriver en 1896 pour voir la question mise
en pleine lumière en Angleterre par Saint-Clair Thomson ; celui-ci découvrit par l'analyse que l'écoulement
nasal présenté par une de ses malades, en apparence
bien portante, était du liquide céphalo-rachidien pur ;
il se livra à des recherches approfondies sur cette question, avec la collaboration de Léonard Hill et d'Halliburton : le résultat de ces recherches fut présenté à la
Société royale, le 31 janvier 1899.

La même année, Saint-Clair Thomson fit paraître
sur la question une monographie intitulée « le Liquide
céphalo-rachidien, son écoulement spontané par le
nez » ; il y réunissait tous les cas qu'il avait pu trouver
dans la littérature médicale ; d'après l'analyse du
liquide écoulé, et aussi d'après les symptômes concomitants, il a divisé ces cas en deux catégories, l'une
dans laquelle on a indubitablement affaire à de la rhinorrhée cérébro-spinale, l'autre qui comprend les cas
que l'auteur considère comme très probables, mais
sans preuve certaine ; il semble d'ailleurs que l'on
puisse faire bien des réserves au sujet de ces derniers.

Nous analyserons ici les cas de la première catégorie,
au nombre de neuf seulement ; nous ne donnerons en
détail que les plus typiques, renvoyant pour les autres
au livre de Saint-Clair Thomson, auquel nous devrons
faire d'ailleurs dans ce chapitre de nombreux emprunts ;
nous ajouterons une observation toute récente due à
M. Castex ; mais, vu son manque de détail, nous la
donnons sous toutes réserves.

Avant de passer à l'étude clinique de la rhinorrhée cérébro-spinale, il est nécessaire de rappeler les caractères et la composition du liquide céphalo-rachidien.

C'est un liquide aqueux, parfaitement clair; il n'est pas visqueux, ne dépose pas; il n'a pas d'odeur. Le plus souvent insipide, il est parfois légèrement salé. Sa réaction est faiblement alcaline.

Il a un poids spécifique qui varie entre 1005 et 1010.

L'addition d'acide acétique ne donne pas de précipité, car le liquide ne renferme pas de mucine.

A l'ébullition, on a un très léger coagulum de sérum-globuline; il n'y a pas en général de sérum-albumine et, après saturation du liquide avec du sulfate de magnésie et filtration du précipité de globuline, on ne trouve plus de matières protéiques.

A l'ébullition, il réduit la liqueur de Fehling; on obtient la substance réductrice en évaporant à sec l'extrait alcoolique du liquide; elle se trouve alors cristallisée sous forme de fines aiguilles au goût piquant. Cette substance n'est pas de la dextrose; en effet, sa solution aqueuse ne fermente pas sous l'action de la levure, et elle ne présente pas la réaction de la phényl-hydrazine: on a cette dernière réaction en faisant bouillir pendant une demi-heure le liquide suspect, avec une petite quantité d'hypochlorite de phényl-hydrazine et d'acétate de sodium; s'il y a du sucre, on obtient des cristaux jaunes.

Cette substance réductrice a très probablement des rapports étroits avec la pyrocatéchine ($C^6H^4)OH^2$. Sa présence avait été entrevue par Bussy, puis affirmée par Toison et Lenoble dans une communication à la Société de biologie en 1891 ; mais c'est Halliburton qui le premier, en 1896, a réussi à l'isoler et en a indiqué la véritable nature.

La composition du liquide céphalo-rachidien diffère un peu aux différents moments de la journée ; c'est ainsi qu'il est plus alcalin et qu'il contient plus de matières solides le matin que le soir. On a vu, de même, que la substance réductrice, probablement de la pyrocatéchine, *augmentait* à mesure que se multipliaient les ponctions destinées à fournir le liquide à examiner.

Nous donnons ici une analyse de liquide céphalo-rachidien faite par Méhu dans un cas de fracture du crâne ; elle représente assez bien la composition moyenne de ce liquide :

Eau	988,54	pour 1000.
Résidu fixe	11,46	—
Albumines	1,38	—
Matières organiques	0,229	—
Chlorure de sodium	6,205	—
Autres sels	3,649	—

Nous ajouterons l'analyse suivante, due à Yvon, qui se rapporte à un cas d'hydrocéphalie ; elle porte exclusivement sur les sels minéraux :

Chlorure de sodium	7,09	pour 1000.
Chlorure de potassium	0,03	—
Chaux	0,11	—
Anhydride phosphorique	0,56	—
Magnésie	0,23	—
Fer et anhydride sulfurique, traces.		

Toutes les expériences ont prouvé que le liquide

céphalo-rachidien se reproduisait avec une très grande rapidité.

A présent que nous connaissons ce liquide, voyons par quels symptômes se manifeste sa sortie spontanée par le nez.

La rhinorrhée cérébro-spinale se rencontre à peu près également dans les deux sexes. Les cas que l'on en a cités sont relatifs à des adultes de vingt à quarante ans.

L'écoulement se fait, en général, par une seule narine, la gauche le plus souvent, mais quelquefois par les deux. Il est habituellement continu, la nuit comme le jour ; mais pendant le sommeil, dans la position horizontale, il tombe parfois dans l'arrière-gorge et se trouve dégluti.

Le liquide écoulé présente tous les caractères physiques et chimiques du liquide céphalo-rachidien, tels que nous les avons indiqués plus haut.

Son abondance est assez variable : elle est de 4 à 15 centimètres cubes par heure, ce qui fait une moyenne de 250 centimètres cubes par jour. Elle augmente sensiblement par l'inclinaison de la tête en avant, ainsi que par les efforts de toutes sortes ; on a signalé aussi l'influence aggravante du froid, mais il est fort probable que l'augmentation de l'écoulement doit être due, dans ce cas, à ce qu'il s'y joint du mucus nasal ordinaire. Si l'on examine la narine affectée, on ne constate que quelques excoriations disséminées, ainsi qu'un peu de tuméfaction du cornet moyen.

Saint-Clair Thomson déclare que si l'on observe avec soin la sortie du liquide, on voit qu'elle se produit entre

le cornet moyen et la cloison, plus haut, par consé-
quent, que les orifices des sinus maxillaire et frontal et
des cellules ethmoïdales antérieures. Le passage continuel du liquide sur la muqueuse nasale peut y déterminer à la longue la formation de polypes muqueux.

Dans la majorité des cas de rhinorrhée cérébro-
spinale qui ont été signalés, on constate l'existence de
phénomènes cérébraux ; ceux-ci consistent en céphalée
parfois violente qui, chose remarquable, n'existe guère
que dans les périodes d'intermittence de l'écoulement ;
elle diminue ou cesse tout à fait dès que la rhinorrhée
reprend son cours. Ces périodes d'intermittence se rencontrent dans plusieurs observations : elles varient de
quelques jours à plusieurs mois. Saint-Clair Thomson
a même signalé, dans sa catégorie des « cas probables »
de rhinorrhée cérébro-spinale, un fait d'arrêt complet
durant depuis quatorze ans, mais c'est là un de ces cas
d'hydrorrhée nasale que rien n'autorise à ranger dans la
catégorie des faits que nous étudions; nous citerons
même cette observation à propos de notre troisième
catégorie, celle des hydrorrhées venant de la pituitaire
(voir le cas d'Elliotson, chapitre V).

En réalité, dans tous les cas typiques qui ont été signalés, il n'y a pas eu d'arrêt véritable de l'écoulement.
Une particularité très intéressante dans l'étude clinique
de la rhinorrhée cérébro-spinale est la fréquence des
affections oculaires. Celles-ci consistent en rétinites ou
en atrophies du nerf optique, qui, suivant les cas, précèdent ou suivent l'apparition de l'écoulement.

Deux autopsies ont été faites : dans l'une, on trouva
un gonflement du corps pituitaire et du chiasma des nerfs

optiques, un empyème du sinus sphénoïdal et de l'antre gauche, et une arachnoïde purulente.

La seconde montra que la sortie du liquide céphalo-rachidien se faisait par un trou difficilement perceptible, situé près de l'apophyse *crista galli.*

Voilà sous quel aspect clinique se présente la rhinorrhée cérébro-spinale; nous allons le préciser en rapportant les observations qu'on en a publiées. Mais nous ne donnerons en détail que les plus typiques, ainsi que celles qui ont paru depuis la publication du livre de Saint-Clair Thomson. On pourra se reporter, pour les autres, à ce dernier ouvrage.

OBSERVATION I

(Tillaux. *Traité d'anatomie topographique*, 1877.)

M. C..., opticien à Paris, se présenta chez moi en décembre 1872, en me priant de le débarrasser d'un écoulement qui se faisait par le nez. Ce n'était pas qu'il en souffrît, mais, tenant constamment la tête inclinée en avant pour travailler à ses instruments d'optique, il était singulièrement gêné par la chute incessante d'une goutte de liquide. Je pensai d'abord à une hypersécrétion de la pituitaire produite par un coryza et lui fis part de mon opinion, mais il la combattit victorieusement en me faisant observer qu'il n'était pas enrhumé; que cet écoulement n'était pas récent et qu'il était continuel, surtout quand il baissait la tête, ce dont il me rendit immédiatement témoin. Fort embarassé pour porter un diagnostic, je demandai à M. C. s'il pourrait me fournir une certaine quantité de ce liquide pour en faire l'examen : « 1 litre, si vous voulez » me répondit-il. Et, en effet, deux ou trois jours après il m'apporta deux flacons pouvant contenir 200 à 300 grammes chacun (le malade évaluait à un quart de litre la quantité qu'il rendait chaque jour). Ch. Robin, que ce fait intéressait beaucoup, remit un des flacons au savant pharmacien de l'hôpital Necker, Méhu, dont la compétence en ces sortes d'analyses était irrécusable. Méhu répondit à Ch. Robin que ce produit était du liquide céphalo-rachidien pur.

Le malade, anxieux de connaître le résultat de l'analyse, ne tarda pas à me revenir voir. L'interrogeant alors sur ses antécédents, j'appris que deux fois il avait été opéré d'un polype des fosses nasales. Il ne fut plus douteux pour moi que le liquide sortait du crâne par un pertuis siégeant à la voûte des fosses nasales au niveau de la lame criblée, dans ce point où la paroi supérieure est réduite à une lamelle osseuse pour ainsi dire papyracée. J'obtins de plus de cet homme très intelligent les renseignements suivants: la position de la tête avait une influence considérable sur l'écoulement; s'il la portait en bas l'écoulement était incessant; il diminuait, s'il la redressait, et disparaissait complètement dans la position horizontale. Je suivis M. C. depuis cette époque : il y eut des variations dans l'écoulement du liquide, qui cessa même de se produire pendant plusieurs mois sans aucun traitement. A part un peu de céphalalgie de temps à autre, le malade n'éprouva pas le moindre trouble physique ni intellectuel; il jouit librement de toutes ses facultés et s'occupa de ses affaires comme par le passé. Je vis M. C pour la dernière fois le 20 septembre 1873 : l'écoulement était aussi abondant que jamais.

J'ai appris depuis que M. C. était mort en 1878, en présentant des phénomènes convulsifs.

OBSERVATION II (résumée).

(Gillebert Dhercourt, communication faite à la Société de médecine de Paris, le 14 juin 1879.)

Il s'agit d'un jeune homme de vingt ans, présentant depuis le mois de décembre 1878 un écoulement abondant de liquide aqueux par la narine droite; début brusque. A l'âge de onze ans, le malade avait été saisi par les pieds et brutalement lancé en l'air par un soldat prussien; il tomba tête première sur le sol et resta deux heures sans connaissance.

Consécutivement, crises épileptiformes, céphalalgie violente; trois mois après, perte totale de la vision; en 1875, les crises nerveuses avaient disparu. Le sujet était complètement idiot.

L'écoulement persistait en 1880, où le malade fut observé par Tillaux. Il avait une intensité variable et des intermittences. Le liquide fut analysé par Méhu, qui démontra que c'était du liquide céphalo-rachidien.

OBSERVATION III (résumée).

(Ch. Leber, de Göttingue. — Un cas d'hydrocéphalie avec atrophie post-névritique du nerf optique, et écoulement persistant de liquide aqueux par le nez. *Archives d'Ophtalmologie de De Grœfe*, XXIX, 1883, I, p. 273).

Jenne fille de vingt ans, hydrocéphale de naissance, ayant perdu la vue à l'âge de quinze ans et demi par atrophie du nerf optique.

Pendant l'enfance, l'intelligence et la vue avaient été bonnes.

A l'âge de vingt ans elle fut prise d'un écoulement par la narine gauche d'un liquide aqueux; cet écoulement était continu, mais s'interrompait par périodes de huit jours à quatre semaines; il augmentait par l'inclinaison de la tête en avant.

La quantité variait entre 4 centimètres cubes et 22 centimètres cubes par heure; l'analyse indiqua les caractères ordinaires du liquide céphalo-rachidien.

Les deux fosses nasales étaient libres.

L'écoulement s'accompagnait de phénomènes cérébraux consistant en étourdissements, maux de tête violents et attaques d'épilepsie. Ces dernières étaient indépendantes des périodes d'arrêt de l'écoulement ; au contraire, les maux de tête et les étourdissements cessaient quand l'écoulement se rétablissait.

OBSERVATION IV

(Toison et Lenoble, *Comptes rendus de la Société de biologie*, t. III, série 9, 1891.)

Il s'agit d'une jeune fille âgée de vingt-huit ans, qui a fait, il y a quatre ans une chute violente dans un escalier. L'effort traumatique aurait porté surtout sur la nuque. Ultérieurement, la malade paraît se remettre complètement ; mais il y a quatre mois environ, en novembre 1890, elle est subitement prise d'un écoulement nasal plus ou moins abondant, parfois extrêmement considérable, qu'elle regarde comme un début de coryza ; mais, ultérieurement, il ne survient aucun des autres symptômes de cette affection et l'écoulement persiste avec une abondance variable.

La malade vient consulter l'un de nous, pour la première fois, le 22 février 1891. Le liquide qui s'écoule est limpide, incolore, inodore, très fluide. Au goût, la malade accuse sa saveur salée. Il s'agit sans aucun doute d'un écoulement de liquide céphalo-rachidien.

La malade recueille le lendemain la totalité du liquide qui s'écoule pendant six heures consécutives ; la quantité s'élève à 75 centimètres cubes ; la malade estime que l'écoulement nasal a été ce jour-là relativement peu considérable. Néanmoins, s'il était resté le même pendant toute la journée, le total des vingt-quatre heures s'élèverait déjà à 300 centimètres cubes.

L'analyse, faite en deux fois, donna les résultats suivants :

Densité	1,0076	1,0076
Matières organiques	1 gr. 30	1 gr. 75
Matières minérales	8 gr. 80	8 gr. 75
total des matières fixes	10 gr. 10	10 gr. 50

chlore sous forme de chlorure
de sodium. . . . . 6 gr. 84   6 gr. 72
matière réductrice (?). . . . . existe   existe.

OBSERVATION V (résumée).

(Wallace Mackenzie, *« un cas d'atrophie du nerf optique, avec
écoulement de liquide aqueux par la narine gauche »*.
Procès-verbaux des séances du Congrès médical d'Austra-
lie, à Sydney en 1892, p. 500.)

Il s'agit d'un jeune homme de vingt ans, présentant depuis
deux ans, par la narine gauche, un écoulement de liquide clair;
à l'âge de dix-sept ans, la vue avait commencé à faiblir par
suite d'une double névrite optique; en même temps, maux de
tête violents; pas de convulsions. La céphalée cessa lorsque
l'écoulement nasal se fut établi et ne reparut pas depuis.
A vingt ans, les deux papilles sont atrophiées; il n'y a pas
d'hémorragie rétinienne.

Le malade paraît bien portant et intelligent; il n'a pas de
polypes dans le nez, ni aucune affection du nez, des cavités
accessoires ou du naso-pharynx.

La moyenne du liquide écoulé est de 1 once par heure; il ne
présente pas la réaction du sucre.

OBSERVATION VI (résumée).

(Gutsche. *Centralblatt für Laryngologie*, XI, 1895.)

C'est un homme de trente-cinq ans, d'ailleurs bien portant,
présentant un écoulement de liquide clair par la narine gauche:
la quantité était en moyenne de 250 centimètres cubes par jour.
Quand il était couché, le liquide s'écoulait dans la gorge. La
mort arriva cinquante-huit jours après les premiers phénomènes,
avec des symptômes de méningite cérébro-spinale.

L'autopsie montra un gonflement de la glande pituitaire, et du chiasma des nerfs optiques, un empyème du sinus sphénoïdal et de l'antre du maxillaire gauche, ainsi qu'une arachnoïde purulente.

L'analyse du liquide dénota la présence d'albumine en quantité importante, et celle d'une substance réductrice qui n'était pas du sucre.

OBSERVATION VII (résumée).

(Mermod, *Annales des maladies de l'oreille et du larynx*, t. XXII, n° 4, 1896).

Il s'agit d'un homme de trente-six ans, présentant depuis plusieurs années, par les deux narines, un écoulement de liquide clair comme de l'eau. Il s'accompagnait de céphalée et de pesanteur, plus violentes du côté droit, et qui s'atténuaient toujours après une émission abondante de liquide clair : l'écoulement était intermittent. Aucun trouble oculaire ; vision égale des deux côtés. L'examen du nez montre l'existence de polypes et de rhinite hypertrophique, un empyème de l'antre du maxillaire et des cellules ethmoïdales antérieures du côté droit, et du sinus sphénoïdal gauche.

Le liquide ne fut pas analysé. On pensa à un kyste du sinus frontal droit : une exploration amena une méningo-encéphalite, car on était entré dans la cavité cranienne, et la mort survint.

L'autopsie montra l'existence d'un petit orifice près de l'apophyse *crista galli* et d'un autre dans le voisinage du *foramen cæcum ;* cela fit faire le diagnostic de rhinorrhée cérébro-spinale.

OBSERVATION VIII (résumée).

(Saint-Clair Thomson, *le Liquide cérébro-spinal*, Londres, 1899).

Femme de vingt-cinq ans, présentant depuis cinq ans un écoulement de liquide clair par la narine gauche; la quantité émise était de 55o centimètres cubes en moyenne dans les vingt-quatre heures. La santé générale était excellente.

Depuis l'enfance, elle était sujette à des céphalées qui ont cessé lorsque l'écoulement nasal s'est établi et ont reparu légèrement durant les périodes d'arrêt ; celles-ci, au nombre de quatre, ont eu une durée d'un à deux mois ; autrement, la rhinorrhée est continue, jour et nuit.

On ne relève aucune histoire d'accident dans les antécédents de la malade.

Les yeux sont sains; il n'y a pas trace d'atrophie du nerf optique ou de rétinite.

Le nez, les sinus accessoires et le naso-pharynx sont normaux; il n'y a ni éternuements ni phénomènes inflammatoires ; l'odorat est conservé.

L'analyse complète du liquide fut faite par Halliburton. Nous la reproduisons en entier, car elle est typique :

« Le liquide fut reçu dans des vases de verre stérilisés, en deux portions. L'une, d'après les déclarations du malade, avait été recueillie dans l'espace d'une heure et mesurait 4 centimètres cubes. L'autre, recueillie en présence du Dr Saint-Clair Thomson, en dix minutes, mesurait 3 cc. 9. Si le liquide est sécrété toute la journée dans cette proportion, la quantité totale en vingt-quatre heures serait de 561 cc. 6, environ un demi-litre.

« Le liquide est parfaitement clair et incolore. Il semble être de l'eau. Sa réaction est faiblement, mais nettement alcaline. Le poids spécifique du liquide, estimé par pesée, est de 1005. Il contient des traces de matières protéiques, coagulables par la chaleur et l'acide acétique ; mais la quantité en est trop faible pour donner plus qu'une opalescence.

« Dans une autre portion du liquide il fut démontré que toutes ces matières protéiques étaient pratiquement précipitables par saturation avec le sulfate de magnésie ; c'est donc de la globuline.

« Le liquide contient une substance qui réduit la liqueur de Fehling.

« Cette substance n'est pas du sucre, car elle ne fermente pas par la levure. Une portion du liquide fut traité par un excès d'alcool acidifié ; les matières protéiques furent ainsi précipitées ; on filtra.

« Le liquide filtré fut évaporé jusqu'à siccité, au bain-marie ; le résidu sec fut repris par l'alcool, filtré, et de nouveau évaporé jusqu'à siccité. Une partie fut évaporée à sec sur un cristallisoir de verre ; le résidu, examiné au microscope, montra des cristaux en forme d'aiguilles, isolés ou entassés, semblables à ceux que j'ai autrefois décrits et figurés *(Journal de physiologie*, vol. X, p. 248), pour les avoir obtenus dans du liquide céphalo-rachidien.

« Le résidu avait aussi le goût piquant caractéristique de la pyrocatéchine.

« Le reste du résidu sec fut dissous dans l'eau, filtré, et le liquide filtré réduisit bien la solution de Fehling, mais ne fermenta pas avec la levure. Une expérience de contrôle montra que la levure employée était active vis-à-vis d'une solution de sucre.

« La quantité de liquide mise à ma disposition ne m'a pas permis de faire un examen plus complet, mais je n'hésite pas à me prononcer sur la nature cérébro-spinale du liquide.

« Il est semblable au liquide céphalo-rachidien comme apparence, comme réaction et comme poids spécifique.

« Il lui est semblable par le pourcentage des matières protéiques (globuline) et par l'absence d'albumine.

« Comme le liquide céphalo-rachidien, il contient une substance réductrice qui n'est pas du sucre, qui est soluble dans l'eau et dans l'alcool, qui ne fermente pas en présence de la levure, et qui, en raison de ces propriétés ainsi que de son goût et de sa

forme cristalline, appartient à la série aromatique ; c'est probablement de la pyrocatéchine ou quelque dérivé de cette
substance.

OBSERVATION IX (résumée).

(Scheppegrell, « Un cas de céphalée périodique alternant avec
un écoulement par la narine droite de liquide venant de la
cavité cranienne ». *Journ. Améric. Med. Assoc.*, 26 février
1898, p. 480.)

Une femme souffrait depuis trois semaines de violents maux
de tête, lorsqu'elle fit une grave chute en descendant un escalier.
Elle perdit connaissance pendant quelques secondes, et en reve-
nant à elle, s'aperçut de l'existence d'un écoulement aqueux par
les narines ; la céphalée avait complètement disparu. Les attaques revinrent à des intervalles variant de vingt-quatre heures
à deux semaines ; la céphalée persistait de trois à cinq jours,
parfois même dix jours ; elle disparaissait chaque fois que
s'établissait l'écoulement nasal, qui venait surtout du côté droit.
Ces phénomènes duraient depuis huit ans au moment de l'observation.

La santé générale paraissait bonne.

L'examen des yeux fut négatif, il n'y avait pas d'exophtalmie.
La cavité accessoire du côté droit ne présentait rien d'anormal.

Le liquide aqueux avait une densité de 1005 ; il était faiblement alcalin et renfermait une légère quantité d'albumine.

OBERVATION X

(Körner, de Rostock. « Écoulement de liquide cérébro-spinal
par le nez, avec atrophie du nerf optique, le tout causé probablement par une tumeur de la pituitaire ayant fracturé le
sinus sphénoïdal. » *Zeitschrift für Ohrenheilkunde*, XXXIII,
juillet 1898.)

Femme de trente-sept ans, cyphotique et scoliotique depuis

l'âge de dix ans, marchant difficilement depuis huit ans. Elle présente depuis quatre mois un écoulement, par la narine gauche, d'un liquide aqueux, atteignant 15 cc. par heure ; cet écoulement, consécutif à un coryza, a lieu jour et nuit.

Capacités mentales diminuées. Nystagmus rotatoire ; la pupille droite est normale ; la gauche est plus large, et réagit seulement à l'accommodation. Des deux côtés, atrophie marquée de la papille.

Le liquide contient 1,18 pour 100 de matières fixes, et 0,75 pour 100 de cendres.

Quatre mois et demi après l'observation, la malade meurt : l'état était le même à ce moment.

Pas d'autopsie.

OBSERVATION XI

(Fischer, « Rhinorrhée cérébro-spinale », *British medical journal*, 18 novembre 1899, p. 1414.)

« L'article de M. Saint-Clair Thomson sur la rhinorrhée cérébro-spinale me remet en mémoire un cas observé, il y a déjà quelques années. Je regrette à présent de n'y avoir pas attaché plus d'intérêt.

« Un enfant, âgé de quatre ans, entra à l'hôpital des Enfants malades, pour une méningite ; il présenta des convulsions et des vomissements ; à l'entrée, il avait une double névrite optique.

« Les symptômes aigus se calment : l'enfant avait pleine conscience, mais, complètement aveugle, il ne bougeait pas de son lit ; il ne présentait pourtant de paralysie d'aucun membre.

« Deux mois environ après le début de l'affection, il eut un écoulement spontané par le nez, de liquide aqueux ; cela dura plusieurs jours. Mes notes indiquent que le liquide était « clair « comme de l'eau, non souillé de sang, et s'écoulait sans provo- « quer de gêne ». A partir du début de l'écoulement, l'enfant commença à aller mieux ; il quitta l'hôpital quatre mois après.

« On songea à la possibilité d'un écoulement de liquide céphalo-rachidien, mais on rejeta cette hypothèse comme invraisemblable. Les observations publiées depuis par le Dr Saint-Clair Thomson semblent montrer cependant que, dans notre cas, telle était bien la nature du liquide. »

OBSERVATION XII

(Castex. « Observations d'hydrorrhée nasale » présentées à la Société fr. d'ot., de rhin. et de lar., le 16 mai 1900.)

« Une jeune femme de vingt-cinq ans se présentait à ma clinique, en 1897, pour y être traitée d'une surdité et d'écoulements transparents abondants qui fluaient de la fosse nasale gauche. Tous les matins, après son réveil, elle perdait un grand verre de ce liquide transparent. Pendant la journée le phénomène se produisait si elle penchait la tête en avant, comme je pus m'en assurer à la clinique. Le trouble existait depuis deux ans et demi sans qu'aucun incident particulier eût précédé son apparition.

« La malade sortait du service de M. Babinski, à l'hôpital de la Pitié. L'analyse de ce liquide avait révélé qu'il s'agissait de liquide céphalo-rachidien. Cette jeune femme était du reste une hystérique avérée. M. Babinski avait constaté des crises de nerfs, de l'hémi-anesthésie, le rétrécissement du champ visuel, etc. Je m'efforçai de voir par les rhinoscopies antérieure et postérieure, quelque lésion pouvant expliquer ce flux insolite, mais je ne vis qu'une muqueuse pâle, sans perforations anormales.

« Peut-être existait-il une fissure au niveau de la lame criblée, mais le regard n'y arrivait pas, même à l'aide de la rhinoscopie moyenne que je pratiquai avec un tout petit miroir.

« La surdité, presque complète des deux côtés, s'expliquait par des otorrhées taries, reconnaissables aux opacités et aux déformations des deux membranes tympaniques. La malade avait encore des névrites optiques. Son caractère était très bizarre.

« Elle fréquenta plusieurs mois la clinique, mais comme nos divers efforts thérapeutiques restaient sans résultat, elle nous abandonna.

« Or, l'année dernière, en 1899, j'appris par M. Babinski, que le suintement avait presque disparu à la suite d'une injection nasale pratiquée avec force. Y aurait-il eu refoulement de mucus concrété, dans un orifice de communication naso-cranienne?

« C'est ce que je ne puis établir. »

Cette dernière observation est trop peu explicite, relativement à divers symptômes importants; nous la donnons sous toutes réserves.

Les divers cas de rhinorrhée cérébro-spinale que nous venons de citer ayant précisé le tableau clinique de cette affection, il est nécessaire de dire quelques mots des théories que l'on a invoquées pour en expliquer la pathogénie.

Tout d'abord, on pourrait croire dans certains cas à l'existence d'une fêlure de la lame criblée de l'ethmoïde : certaines observations telles que les observations II et IV, citées plus haut, font mention d'un traumatisme cranien survenu peu de temps avant le début de l'écoulement; on pourrait même se demander si l'on peut ranger ces cas, comme l'a fait Saint-Clair Thomson, parmi les cas d'écoulement spontané de liquide céphalo-rachidien. Mais si l'on examine attentivement l'histoire du sujet, on voit que la marche de l'affection est la même que dans les observations voisines, où l'on ne relate aucun traumatisme; celui-ci peut n'avoir fait que jouer le rôle de cause occasionnelle.

Quant au cas de Tillaux, l'auteur l'attribue à une fracture de la lame criblée de l'ethmoïde produite par l'arrachement d'un polype; on a objecté que les polypes muqueux ne s'inséraient jamais en ce point; il est, d'ailleurs, étonnant que Tillaux n'ait pas indiqué le début de l'écoulement qui, d'après l'observation, pourrait fort bien être antérieur à l'extraction des polypes.

En admettant même que dans certains cas, comme cela paraît avoir été vu à l'autopsie dans l'observation VII, le liquide céphalo-rachidien s'épanche à travers une perforation de la lame criblée, ce n'est pas une raison pour généraliser à tous les cas ce mode de passage.

Saint-Clair Thomson a rappelé les rapports que nous avons vus, dans notre second chapitre, exister entre la pituitaire et les espaces sous-arachnoïdiens; il en a conclu qu'il fallait chercher là le chemin suivi par le liquide céphalo-rachidien pour gagner les fosses nasales : celui-ci s'engagerait dans la gaine méningée des filets du nerf olfactif, passerait par la lame criblée de l'ethmoïde, et arriverait, en suivant la voie des lymphatiques, jusqu'à la surface de la pituitaire; ce serait, en somme, une simple exagération du phénomène normal de transsudation, qui n'est pas appréciable dans les circonstances ordinaires.

M. Maurice Mignon, de Nice, dans un article de la *Presse médicale* du 25 avril 1900, a refusé d'admettre cette hypothèse, comme n'expliquant pas la conservation totale de l'odorat, ni l'existence des symptômes rétiniens, ni l'unilatéralité ordinaire de l'écoulement.

Il admet, pour rendre compte de ces phénomènes, que le liquide passerait par le sinus sphénoïdal, au moyen des déhiscences que Zuckerkandl a signalées comme existant quelquefois dans sa paroi externe, et qui font communiquer le sinus et la fosse cérébrale moyenne. « La dure-mère pourrait donc aussi bien laisser passer le liquide en cet endroit, surtout si l'on prend en considération l'émergence des 3e, 4e, 5e et 6e paires. De là, le liquide passerait par l'ostium des sinus ou de l'un des sinus, orifice placé souvent très en avant près du cornet supérieur, quelquefois même en communication avec les cellules ethmoïdales postérieures. Ce chemin expliquerait à la fois l'absence des modifications de l'odorat et la production des symptômes rétiniens, car le nerf optique fait saillie dans la cavité du sinus au niveau de sa paroi supérieure, et celle-ci, toujours très mince, peut même être incomplète. »

En réalité, l'écoulement ne suit peut-être pas la même voie dans tous les cas.

Pour ce qui est de la pathogénie de l'affection, elle repose assurément dans des modifications de la pression intra-cranienne : la preuve en est dans l'existence de phénomènes de compression, tels que céphalée violente, étourdissements, crises d'épilepsie, qui précèdent la rhinorrhée et qui disparaissent ou diminuent beaucoup dès que l'écoulement s'est établi. Mais à quoi sont dues ces modifications de pression, c'est ce que l'on ne sait guère. M. Mignon voudrait y voir un phénomène purement physiologique ; mais il se produirait chez des sujets présentant certaines modifications anatomiques, les déhiscences de la paroi externe du sinus sphénoïdal dont nous avons parlé plus haut. Richet a démontré qu'une partie du liquide céphalo-rachidien passait du crâne dans le rachis pendant l'expiration et que l'inverse se produisait pendant l'inspiration. Ces variations de pression suffiraient, pour Mignon, à amener l'issue du liquide, quand il existerait un point de moindre résistance. « Ce liquide se renouvelle rapidement, et si la soupape d'écoulement n'est pas très libre, il se produit une hypertension donnant quelques troubles cérébraux qui disparaissent dès que l'équilibre se rétablit. »

Saint-Clair Thomson avait émis une autre opinion qui nous paraît beaucoup plus en rapport avec les faits : pour lui, les modifications dans la pression intra-cranienne sont d'ordre pathologique ; et il rapporte les divers symptômes cérébraux observés, ainsi que les phénomènes oculaires, à ce que l'on a décrit sous le nom d'hydrocéphalie acquise à forme lente.

On a objecté que les phénomènes qui se passaient du côté du cerveau, dans la rhinorrhée cérébro spinale, étaient trop p.. accentués en général pour qu'il puisse s'agir d'hydrocéphalie ; cela semble au contraire très logique puisque, dans ce cas, le liquide céphalo-rachidien ne peut pas s'accumuler en quantité importante : dès que la pression s'élève, en effet, la rhinorrhée apparaît et l'équilibre normal est rétabli ; lorsque l'écoulement cesse, alors seulement reparaissent les phénomènes cérébraux.

La mort a d'ailleurs été souvent notée (obs. I, VI, VII, X) ; elle survient au milieu de symptômes convulsifs.

Saint-Clair Thomson s'est élevé contre l'opinion qui attribuerait la rhinorrhée cérébro-spinale à de la « *méningite séreuse* »; en effet, dans les cas les plus typiques, rien ne prouve qu'il y ait inflammation des méninges, et le liquide n'est pas du sérum. Il n'y a pas d'analogie à établir, d'après lui, avec l'inflammation de la plèvre, du péricarde et des synoviales. Halliburton a montré (*Journal de physiologie*, vol. X) que le liquide céphalo-rachidien n'était pas une exsudation séreuse : l'arachnoïde n'est pas une membrane séreuse, au point de vue embryologique comme au point de vue anatomique; de plus, le liquide céphalo-rachidien existe normalement, et en quantité suffisante pour exercer une forte pression; enfin, l'examen chimique montre qu'il est très différent du liquide contenu dans les membranes séreuses. On devrait le ranger plutôt parmi les sécrétions que parmi les transsudations.

Telle est la théorie de Saint-Clair Thomson; ce sont là des recherches toutes nouvelles. on est encore en pleine hypothèse.

Il serait à souhaiter que, dans les cas de rhinorrhée cérébro-spinale que l'on pourrait observer, on songeât à rechercher la présence de quelqu'une des causes signalées de l'hydrocéphalie acquise : causes mécaniques gênant la circulation veineuse cérébrale, telles que tumeurs encéphaliques, exsudats méningés, tumeurs du cou et du médiastin, lésions du cœur droit; ou bien causes dyscrasiques, mal de Bright, cachexie tuberculeuse ou cancéreuse, etc. : cela ajouterait un appoint sérieux à l'opinion de Saint-Clair Thomson. Il ne paraît pas d'ailleurs en être ainsi dans les observations déjà publiées.

Nous terminerons là ce que nous avions à dire au sujet de la pathogénie de la rhinorrhée cérébro-spinale; on en est encore réduit à des hypothèses : il faudra, pour les consolider, étudier à fond toute une série de nouveaux faits.

Le tableau clinique est beaucoup mieux connu, et tel que nous l'avons vu, il nous permettra de faire le diagnostic de l'hydrorrhée nasale d'origine cérébro-spinale, avec les autres espèces d'hydrorrhée nasale que nous allons étudier à présent.

CHAPITRE IV

L'HYDRORRHÉE PROVENANT D'UNE AFFECTION DES SINUS

Bien avant la publication des études qui ont mis en lumière l'existence de la rhinorrhée cérébro-spinale, on avait songé dans certains cas d'hydrorrhée nasale à la possibilité d'une origine sinusienne. Voilà fort longtemps, en effet, que l'on connaît les rapports anatomiques qui unissent les fosses nasales aux cavités accessoires ; il était donc naturel de songer à une lésion de ces dernières, dans les cas où aucun trouble apparent du côté de la pituitaire ne permettait d'expliquer l'hydrorrhée.

Par la rhinoscopie, et surtout par la recherche à l'éclairage électrique de la transparence lumineuse des sinus, on a appris à s'assurer de l'état de vacuité ou de plénitude de leur cavité ; grâce à l'antisepsie et aux progrès de la chirurgie, les opérations exploratrices se sont multipliées; l'innocuité des ponctions faites aseptiquement a permis d'affirmer ainsi bien des diagnostics qui, sans elles, seraient restés à l'état d'hypothèses. On a pu voir, de cette façon, que dans un certain nombre de cas d'hydrorrhée nasale, il existait une affection de l'un des sinus de la face, et que — c'est là l'important

— l'écoulement aqueux était supprimé du seul fait de la guérison de cette affection.

Comme nous le verrons plus loin, on a beaucoup discuté sur l'interprétation à donner à ces lésions sinusiennes; il est néanmoins certain, car les faits sont là, que, dans certains cas, l'hydrorrhée nasale a sa source dans une affection des sinus.

On peut dégager de ces cas un ensemble de symptômes assez caractéristiques : tout d'abord l'écoulement est unilatéral, du moins quand les lésions n'existent que d'un côté.

Il varie avec la position de la tête : les rapports anatomiques des sinus avec les fosses nasales le font aisément comprendre; lorsque le liquide provient du sinus maxillaire, par exemple, l'inclinaison de la tête du côté opposé au côté affecté, augmente l'écoulement pendant un instant : l'observation d'Anderson que nous citons en second lieu est très nette à cet égard.

Chez la malade de M. Lannois (obs. V), l'écoulement cesse souvent lorsqu'elle tient la tête droite, mais il reprend dès qu'elle la penche en avant.

Lorsque le sinus s'est ainsi vidé de son contenu, l'écoulement cesse pendant un certain temps ; il recommence lorsque le liquide s'est reproduit en quantité suffisante et déborde par l'orifice.

Le fait de se moucher fortement débarrasse le sinus et le flux en est diminué pour un temps. La douche avec la poire de Politzer a la même action.

Dans la position horizontale, pendant le sommeil, l'allure de l'hydrorrhée change; le liquide peut s'accumuler dans la narine, comme dans le cas de Paget, gagner la partie supérieure du pharynx et sortir par l'autre narine dans les changements de position de la tête ; l'écoulement peut devenir ainsi bilatéral.

La malade de Delie, affectée d'hydropisie du sinus maxillaire droit, devait, pour dormir, se coucher sur le côté droit ; « le décubitus dorsal ou latéral gauche déterminait un chatouillement de l'arrière-gorge et de la toux ». Ce phénomène était dû évidemment au passage du liquide en arrière dans le pharynx.

Dans certains cas, on a noté des périodes d'arrêt dans l'écoulement : on peut alors voir se produire divers phénomènes dus à l'exagération de tension à l'intérieur des sinus, douleurs vives, hémicranie, photophobie, surdité, troubles cérébraux, troubles nerveux divers, etc. ; ces symptômes s'atténuent dès l'apparition de l'hydrorrhée nasale ; c'est de la même manière que l'on voit cesser les phénomènes douloureux dans un abcès, dès que le pus peut s'écouler au dehors. Dans l'observation III, due à Lichtwitz, nous voyons ainsi une véritable alternance entre les symptômes subjectifs et l'écoulement aqueux.

Le liquide est un peu plus dense que celui de la rhinorrhée cérébro-spinale ; il est parfois visqueux et opalescent. Au microscope, il montre une matière amorphe avec des corpuscules muqueux. Il donne avec l'acide acétique et l'alcool un précipité visqueux semblable à celui que fournit la mucine.

Il renferme environ 4 parties pour 1000 de substances organiques, dont 2 et demie de matières protéiques coagulables par la chaleur.

Il ne réduit pas la liqueur de Fehling.

Lorsque les divers symptômes énumérés ont fait soupçonner une lésion des sinus, on peut souvent affirmer celles-ci par l'examen direct des cavités accessoires : la recherche de la transparence, par l'éclairage électrique de la bouche, renseigne sur la plénitude ou sur la vacuité du sinus.

M. Garel a montré que si, au cours de cet examen, le malade ferme doucement les yeux, il a une perception lumineuse, du côté sain seulement : la lumière a pu, en effet, filtrer à travers le plancher de l'orbite.

La ponction exploratrice et au besoin la trépanation viennent assurer le diagnostic.

Quand par le grattage des parois, l'extirpation des productions morbides, la cautérisation, le drainage, on est arrivé à guérir le sinus affecté, l'hydrorrhée nasale disparaît : on est alors bien fondé à conclure que l'écoulement était dû à la lésion des cavités accessoires.

Pour achever le tableau clinique des cas d'hydrorrhée provenant des sinus, nous allons reproduire quelques observations intéressantes dans cet ordre de faits.

OBSERVATION I

(James Paget. « Un cas de polypes de l'antre, avec écoulement de liquide aqueux par une narine. » *Comptes rendus de la Société clinique de Londres*, volume XII, 1879.)

La malade est une femme de quarante-neuf ans, robuste, sans aucun trouble de l'état général et sans maladie apparente des fosses nasales : il n'y a là rien qui ressemble à des polypes; pas de gonflement tel que celui d'un kyste; pas d'obstruction nasale ni de larmoiement, rien qui puisse indiquer la source de l'écoulement.

Le sens de l'odorat était parfait. La sécrétion n'était jamais purulente. Le liquide s'écoulait de la narine gauche, avec de rares interruptions, depuis dix-huit mois. L'histoire de la maladie était insignifiante. En novembre 1876, elle avait reçu un coup violent au niveau du sinus frontal gauche; elle semble n'avoir eu aucun mal sur le moment. En janvier 1877, elle eut pendant un seul jour un violent mal de tête, tel qu'elle n'en eut jamais ni auparavant ni par la suite.

En mai 1877, l'écoulement commença. Depuis cette époque, il a continué jusqu'à la date de la publication (22 novembre 1878) Une seule fois, en mai 1878, il a cessé pendant une quinzaine de jours; elle avait une bronchite et prenait de la morphine; une seule fois il cessa pendant la nuit.

Il vient toujours de la narine gauche.

La quantité était calculée d'une manière variable: « une goutte toutes les cinq ou six secondes », « 4 onces dans l'espace d'une après-midi et d'une soirée », « 314 grains en vingt minutes ». La quantité était généralement à peu près uniforme, mais elle était toujours augmentée par l'exercice ou les efforts.

La nuit, une partie se collectait dans les narines et s'écoulait au dehors lorsque la position de la tête changeait.

Jamais l'écoulement ne se fit par la narine droite, excepté lorsque la narine gauche et la partie supérieure du pharynx s'étaient remplies de liquide pendant le sommeil; alors, en tournant la tête en bas et à droite, le liquide s'écoulait par les deux narines.

Le liquide était semblable à de l'eau pure, ou au liquide de la pie-mère, ou encore à celui d'un kyste hydatique. Au repos, un faible dépôt grisâtre ne montrait que quelques molécules de matière granuleuse, avec très peu de cellules épithéliales et de cellules rondes. Une analyse donne les résultats suivants: 100 parties de liquide contiennent 1.15 de matières solides en solution, consistant en :

> 0,965 de matières inorganiques,
> et 0,189 de matières organiques.
> ___________
> 1,154

Le liquide est faiblement alcalin ; il contient des matières protéiques, probablement de l'albumine, et la présence de sucre n'y est pas révélée. Le résidu solide est probablement du chlorure de sodium, mais avec des phosphates et, je pense, du fer (Dr Russel).

Dans un autre échantillon, comprenant une grande quantité de liquide qui s'était accumulé dans les narines et au-dessus du palais pendant le sommeil, le poids spécifique était de 1004 et la quantité de débris plus grande.

Une analyse faite un an auparavant, par M. Thomas Taylor, montre que le poids spécifique était de 1009,3 pour un spécimen, de 1010,44 pour un autre. Les matières solides sèches, pour 100 parties de liquide, étaient de 1,20 pour le premier, de 1,26 pour le second.

Les matières solides consistaient en :

Albumine	0,05
Autres matières organiques	0,48
Chlorure de sodium	0,78
Carbonate de soude	traces.
Phosphates	traces.

James Paget émet l'opinion, bien qu'en parlant avec beaucoup d'hésitation, que le liquide pouvait venir du sinus frontal ou du sinus ethmoïdal, ou bien de l'espace sous-arachnoïdien, ou bien de la cavité arachnoïdienne. Il pensait pourtant qu'il était douteux que ce fût du liquide céphalo-rachidien, et que ce n'était assurément pas une affection catarrhale.

M. Lawson, qui avait vu le cas, remarque que, durant le sommeil, il s'échappait très peu de liquide, et se demande à ce propos : était-ce parce qu'il en était sécrété moins, ou simplement parce qu'il était avalé ?

Quelque temps après, Paget ayant eu l'attention attirée sur les résultats obtenus par Benjamin Brodie, donna à la malade un grain de sulfate de zinc trois fois par jour, en augmentant graduellement cette dose jusqu'au triple ; en même temps, il injectait dans la narine, trois fois par jour, une solution de trois grains de sulfate de zinc dans 1 once d'eau.

Ce traitement fut suivi assidûment pendant trois semaines; l'écoulement de liquide diminua par degrés, et cessa plus complètement en deux ou trois semaines.

La malade demeura bien portante durant un mois après la cessation de l'écoulement. Mais alors, après des fatigues et un refroidissement, elle est prise de céphalée, de vomissements, de délire. « Sa pupille était contractée; les symptômes d'une maladie cérébrale aiguë augmentèrent graduellement d'intensité; elle mourut dans le coma, trois jours après le début de la maladie. »

A l'autopsie, symptômes de méningite diffuse : « sur une large portion du lobe cérébral antérieur, et en quelques endroits de la base du cerveau et du cervelet, la pie-mère était d'une teinte jaunâtre. Toute la base du crâne, la lame criblée de l'ethmoïde, les bulbes olfactifs et la dure-mère en relation avec ceux-ci, sont tout à fait sains. L'examen en fut fait avec beaucoup de soin, en raison du soupçon que l'on avait que c'était du liquide sous-arachnoïdien qui s'était écoulé hors des narines. On ne trouva rien pour témoigner en faveur d'une telle supposition.

Le revêtement de toute la cavité nasale et des sinus, sauf celui de l'antre gauche, paraissait tout à fait sain. La paroi osseuse de cet antre n'était pas changée; sa forme et ses dimensions sont naturelles, et rien à l'extérieur n'indique quelque changement interne. Mais son plancher était recouvert par deux productions polypeuses à large base d'implantation. Le liquide qui infiltrait leur tissu mou dans la profondeur, leur donnait une teinte jaune clair. Elles étaient couvertes d'une membrane lisse extrêmement mince, traversée par des ramifications de vaisseaux sanguins.

Ces masses étaient de forme arrondie, mesurant 2/3 de pouce en diamètre et 1/2 pouce en hauteur; elles ressemblaient beaucoup à un kyste à paroi mince, mais elles étaient formées de tissu très fin, membraneux ou filamenteux, infiltré de sérosité.

Sur la paroi externe de l'antre étaient des masses jaunes, molles et aplaties, qui paraissaient les restes d'un ou de plusieurs polypes semblables, affaissés après éclatement ou ouverture accidentelle et sortie de la plus grande partie du liquide séreux (le spécimen est dans le musée du Collège de chirurgie).

L'auteur conclut que la production abondante du liquide aqueux était due à des polypes de l'antre. Il renvoie aux publications de Giraldès, Luschka et Virchow sur cette maladie, et fait remarquer que dans celles-ci, comme dans d'autres ouvrages, on a mentionné l'écoulement de liquide par les narines comme un signe de kystes ou de polypes situés dans l'antre.

On ne hasarda pas de conjectures sur la cause de la méningite fatale.

OBSERVATION II

(A. R. Anderson. « Un cas d'hydrorrhée nasale. » Communication à la Société médico-chirurgicale de Nottingham. *British medical journal*, 6 février 1892.)

Il s'agit d'une jeune fille âgée de dix-neuf ans, qui était affectée depuis quelque temps d'un écoulement aqueux parfaitement clair venant de la narine gauche. L'écoulement était presque continu ; il augmentait par l'inclinaison de la tête du côté opposé et, lorsqu'il s'était ainsi écoulé avec abondance, il cessait pendant un moment. D'après ces symptômes, il parut évident que c'était le sinus maxillaire qui fournissait l'écoulement.

Les molaires du côté affecté étaient cariées ; la seconde fut extraite et la paroi perforée : on évacua ainsi une assez grande quantité de liquide clair semblable à celui qui s'écoulait du nez. La cavité fut drainée par la bouche et lavée quotidiennement avec une solution astringente.

La malade n'étant pas guérie, l'ouverture de l'os fut agrandie suffisamment pour recevoir l'extrémité du petit doigt ; on découvrit alors un grand nombre de très petits polypes, faisant saillie sur le revêtement muqueux de l'antre. L'intérieur fut curetté, et nettoyé complètement avec une solution de chlorure de zinc ; au bout de six semaines, la guérison eut lieu.

L'auteur revit la malade quelques mois après ; elle allait tout
à fait bien ; l'hydrorrhée nasale n'avait pas reparu.

OBSERVATION III

(L. Lichtwitz. « Hydrorrhée nasale, s'accompagnant de phénomènes nerveux multiples, durant depuis vingt-neuf ans.
Amélioration considérable après ponction du sinus frontal
droit, suivie un an après de guérison complète, après l'éli-
mination spontanée d'une grande quantité de liquide géla-
tineux par les fosses nasales. » *Archives cliniques de Bordeaux*, n° 12, 1892.)

Le sujet, qui était une femme de cinquante et un ans, raconte
qu'à l'âge de dix-huit ans elle avait eu la jaunisse ; celle-ci
dura un mois, et depuis ce temps la malade n'a jamais été bien ;
elle avait constamment du rhume de cerveau, une sensation de
pesanteur au-dessus du nez, sans obstruction nasale toutefois.

Ce « rhume de cerveau » survenait sans raison apparente,
toutes les semaines ou tous les quinze jours ; il y avait un écoulement aqueux, surtout par la narine droite, avec éternuements,
photophobie, larmoiement. Le flux nasal était si abondant qu'il
trempait ses vêtements et son ouvrage. Lorsqu'elle se mettait à
quelque travail, un véritable ruisseau se formait sur le plancher
autour de sa chaise. La nuit, oreiller et draps étaient inondés.

Le liquide était clair comme de l'eau et n'empesait pas le linge.
Si la malade penchait la tête en arrière, le liquide passait au
fond de la gorge. Ces crises, qui duraient généralement sans
interruptions trois jours et trois nuits, s'accompagnaient de
somnolence, de perte complète de l'appétit et de photophobie. Il
n'y avait pas de céphalée, mais l'attaque était précédée de fris-
sonnements et de malaise général ; au lit, la malade transpirait.

Le quatrième jour, cet écoulement faisait place à une sécrétion plus épaisse, qui continuait pendant vingt-quatre heures ;
alors la sécrétion cessait jusqu'à une crise nouvelle, quelques

jours plus tard. Dans l'intervalle, le malaise général continuait, et la malade était souvent obligée de garder la chambre.

Depuis l'âge de quarante-quatre ans, les crises d'écoulement aqueux ne reviennent que toutes les trois semaines ou tous les mois ; mais pendant cette période, elle avait constamment au fond du nez une chute de matière visqueuse, gélatineuse, surtout quand elle penchait la tête en arrière.

Ce changement s'était accompagné d'une longue série de symptômes nerveux : hémicrânie droite, névralgies pharyngées, douleurs unguéales. Une émotion vive fut suivie de perte de connaissance avec chute sur la face, léthargie et hallucinations. Un an après, deuxième perte de connaissance suivie d'affaiblissement de la vue. Depuis sept ans, la malade souffre d'une douleur intense à la racine du nez, dans le côté droit du front et dans la région pariétale droite. Cette douleur se réveille au moindre mouvement. On trouve aussi des démangeaisons sur diverses parties du corps, une difficulté très grande pour ouvrir les yeux après le sommeil, une sorte d'hémianopsie passagère, et enfin quelques attaques convulsives avec perte de connaissance.

L'examen des fosses nasales et du naso-pharynx ne montra qu'une certaine pâleur de la muqueuse. Ni polypes, ni hypertrophie, ni traces de pus.

La sensibilité de la muqueuse était normale; l'odorat et l'ouïe étaient intacts.

Le sinus frontal droit fut alors ponctionné par la méthode de Schaeffer. Il ne s'écoula pas de pus, mais une quantité de sang considérable. Les symptômes généraux furent considérablement améliorés, et ce soulagement augmenta encore à la suite de deux ponctions semblables.

La malade cessa d'avoir des crises d'écoulement aqueux par le nez, et le mucus qui tombait au fond de sa gorge fut beaucoup moins abondant. En octobre et novembre 1891, cependant, ses premières douleurs revinrent, et elle recommença à expectorer un abondant mucus venant du naso-pharynx.

29 novembre. — Celui-ci fut remplacé par un abondant écoulement aqueux venant de la narine droite. Il n'y avait ni cépha-

lée, ni larmoiement. Cet écoulement cessa le jour suivant, et il y eut du calme jusqu'au 10 janvier 1892, où le liquide s'écoula par la narine gauche, du côté où il passait rarement.

Après un autre intervalle de tranquillité, la malade eut, le 20 mars, des éternuements et un écoulement aqueux par les deux narines. Une forte fièvre se développa et elle dut rester au lit pendant onze jours, rendant par le naso-pharynx et par les narines, surtout par la droite, une grande quantité de matière gélatineuse jaunâtre, telle, qu'il lui fallut quinze mouchoirs en un seul jour. Au bout de ce temps, la sécrétion jaunâtre cessa tout à coup; depuis, tous les symptômes qu'elle avait éprouvés de temps en temps après la ponction du sinus frontal, bien qu'à un degré beaucoup moindre, cessèrent complètement.

25 octobre 1892. — Elle était tout à fait débarrassée de sa céphalée, des crises d'hydrorrhée nasale et de la matière gélatineuse qui tombait dans son pharynx.

En mars 1897, il n'y avait pas eu de nouvelle crise d'hydrorrhée.

M. Lichtwitz pensa que le liquide avait une origine nasale, pour les raisons suivantes : chaque crise s'accompagnait d'autres symptômes, tels qu'on en trouve dans les affections nasales les plus diverses, éternuements, larmoiement. Ensuite, le liquide aqueux était régulièrement remplacé par un liquide muqueux auquel on ne pouvait assigner d'autre origine que le nez. Les crises ressemblaient à celles du coryza spasmodique.

Le liquide ne fut pas examiné; M. Lichtwitz adopta l'opinion de Bosworth, à savoir que la sécrétion était due à une parésie vaso-motrice, l'origine du réflexe siégeant dans ce cas dans le sinus frontal droit. La sécrétion muqueuse était due à un catarrhe chronique de ce sinus, qui était probablement occasionné par le développement d'une tumeur kystique dans cette cavité, ayant précédé l'hydrorrhée.

Cette observation ne rentre donc qu'en partie dans le cadre des hydrorrhées provenant des sinus : le liquide semblait en effet venir surtout de la muqueuse nasale ; mais nous avons tenu à citer ce cas, car l'écoulement était dû à une affection des sinus ; celle-ci une fois guérie, l'hydrorrhée cessa.

OBSERVATION IV

Delie. « Hydropisie du sinus maxillaire avec hydrorrhée nasale, » Communication à la 5e réunion des oto, rhin. laryngologistes belges. Anvers, 17 juin 1894. Parue dans les *Annales des Maladies de l'oreille et du larynx*, 1894.

Mlle X...., âgée de vingt-huit ans, présente au niveau du pli gingivo-labial droit une tumeur de 1 cm. 50 de haut et 4 centimètres de large, se montrant sous l'aspect d'un abcès gingival droit de la canine ou de l'incisive. En juin 1888, la malade avait été prise d'une tuméfaction de la joue correspondante, qui avait, après l'incision, donné lieu à l'écoulement d'un produit liquide. La tuméfaction se reproduisit plusieurs fois dans la suite. En septembre 1891, occupée aux travaux des champs, qui l'obligeaient à tenir la tête baissée, la malade souffrit de nouvelles douleurs dans la joue et les dents ; nouvelle incision et amélioration consécutive. En 1892, mêmes phénomènes ; mais cette fois la malade vit s'écouler du nez le liquide, qui était clair et mélangé de sang. Pendant un an, elle est prise de fréquents accès de douleurs névralgiques, s'irradiant dans les dents, la joue, la tempe.

Enfin elle se rappelle qu'il s'écoulait depuis deux ans du liquide par le nez, lorsqu'elle avait la tête baissée, surtout au commencement de la journée.

L'action de se moucher avec force lui procurait un soulagement momentané. Elle devait, pour pouvoir dormir, se coucher sur le côté droit ; le décubitus dorsal ou latéral gauche déterminait un chatouillement de l'arrière-gorge, et de la toux.

Cette malade souffrait depuis cinq ans, au moment où elle réclama mes soins. La joue est tendue et rouge ; du côté de la bouche, l'angle labio-gingival, au niveau de la deuxième incisive, de la canine et de la première molaire, est le siège d'une tuméfaction de 1 centimètre de haut. Parmi les dents supérieures, seule la canine est saine, les autres sont cariées ou ont disparu ; la voûte du palais est normale ; à la rhinoscopie, je ne constate rien de particulier ; à l'éclairage par transparence, la joue droite semble être mieux éclairée. La tumeur est molle, fluctuante, par places crépitante (débris osseux de la paroi antérieure du sinus maxillaire) au toucher.

Je diagnostique une collection liquide, non purulente, du sinus maxillaire. Je pratique une large incision transversale dans le sillon labio-gingival ; il s'écoule environ 12 grammes d'un liquide séreux, incolore, teinté légèrement de sang et charriant de nombreuses paillettes de cholestérine ; sa réaction est neutre ; la malade lui trouve un goût salé. Les bords de la poche sont excisés de manière à permettre une ouverture de 1 centimètre et demi. Désinfection.

S'agissait-il d'une production séreuse ou kystique ? Pour le déterminer, j'introduisis dans le sinus une lampe électrique et je constatai que la muqueuse était lisse, rosée, légèrement tuméfiée ; la racine saine de la canine y faisait saillie.

Puis, examinant la paroi à l'aide d'une sonde, je ne parvins pas à lui imprimer de mouvements de glissement. J'avais donc affaire à une hydropisie du sinus.

Traitement : tamponnement journalier à la gaze iodoformée ; cautérisation à la teinture d'iode, les dixième et vingtième jour.

A la fin de la quatrième semaine, l'écoulement avait cessé.

Guérison définitive.

OBSERVATION V (inédite).

(Due à l'obligeance de M. le professeur agrégé Lannois.)

Mme C..., âgée de soixante-quatre ans, de Grigny, vient consulter pour une double otite catarrhale avec épanchement, qui

fut facilement guérie par plusieurs paracentèses des deux tym-
pans et par le cathétérisme des trompes d'Eustache. Le point
intéressant de l'histoire de cette malade est que, depuis plusieurs
années, elle se dit sujette à des *rhumes de cerveau* qui durent
deux ou trois mois de suite sans s'arrêter.

C'est à l'occasion d'un de ces coryzas singuliers qu'elle a commencé, il y a trois mois, à éprouver dans les oreilles des bourdonnements, des bruits de sirène et de la résonnance de la voix ; elle
est sourde depuis deux mois.

Ces *coryzas* s'accompagnent d'un écoulement de liquide extrêmement abondant, qui se fait spontanément et qui l'oblige à toujours garder un mouchoir sous son nez.

Lorsqu'elle se tient droite, l'écoulement s'arrête parfois, mais
dès qu'elle penche la tête en avant pour lire, écrire ou travailler,
l'écoulement se reproduit, et un liquide clair et transparent
s'écoule goutte à goutte par la narine gauche.

Il fut facile de faire reproduire ce phénomène devant nous à
plusieurs reprises.

L'examen du nez montre qu'il n'y a rien du côté droit, mais que
les cornets sont hypertrophiés et d'un blanc rosé du côté gauche.

L'éclairage électrique du sinus maxillaire montre une opacité
évidente du côté gauche, avec présence du signe de Garel. Il
n'est pas douteux qu'il y a une hydropisie du sinus maxillaire
gauche.

Toutefois la malade, qui est la femme d'un médecin, ne veut
se soumettre à aucun traitement de ce côté, bien qu'elle soit très
gênée par l'écoulement périodique.

Cette catégorie d'hydrorrhée nasale est parfaitement
admise par les auteurs ; mais on a beaucoup discuté et
on discute encore sur sa pathogénie.

Tout d'abord, les lésions observées dans les sinus
sont diverses ; on y a vu tantôt une simple collection de
liquide séro-muqueux, une hydropisie de la cavité,
tantôt des kystes, tantôt des polypes.

Cette question de l'hydropisie des sinus a soulevé bien des discussions; elle est spéciale au sinus maxillaire. On croit communément que l'orifice de l'antre s'obstrue, grâce à un processus pathologique (polypes par exemple), et que la sécrétion, augmentant de plus en plus, remplit la cavité qu'elle distend.

L'aspect clinique, dit Albert dans son *Traité de chirurgie*, semble en faveur de cette opinion; on trouve en effet une voussure au niveau de la fosse canine ; le doigt, introduit dans la cavité buccale antérieure, sent une saillie arrondie, convexe en avant, formée par le sinus maxillaire. En exerçant une courte pression, on peut avoir une crépitation parcheminée (observation IV).

Beaucoup d'auteurs rejettent l'existence de cette hydropisie ; ils refusent à la muqueuse des sinus le pouvoir de sécréter du liquide aqueux en quantité un peu importante. Elle est sensiblement plus mince que la muqueuse nasale, il est vrai, et elle contient, comme nous l'avons vu, moins de glandes. De plus, les sinus n'ont pas une disposition vasculaire aussi riche que celle des fosses nasales, et paraissent peu faits pour sécréter en abondance du liquide aqueux.

Cependant, chez la malade d'Anderson, comme chez celle de Delie, le sinus maxillaire a été trouvé rempli d'un liquide clair, en tout semblable à celui qui s'écoulait par le nez. Delie, songeant à la possibilité d'un grand kyste occupant toute la cavité du sinus, a essayé, à l'aide d'une sonde, de mobiliser la paroi ; il a vu qu'il avait affaire à la muqueuse elle-même, et a conclu, pour son cas, à une hydropisie du sinus.

Les adversaires de l'hydropisie ont fait une grosse objection : on n'a jamais pu constater dans une seule autopsie cette rétention simple dans les sinus, tandis que l'on a vu bien d'autres lésions, en particulier des kystes de la muqueuse.

Zuckerkandl (*Anatomie normale et pathologique des fosses nasales*, tome I, page 310) décrit ainsi la muqueuse catarrhale du sinus maxillaire : « La sécrétion de liquide muqueux ou purulent est très faible au commencement de la maladie, et ne s'établit que lorsque l'hypertrophie existe depuis quelque temps. Dans ce cas, la muqueuse du sinus maxillaire est déjà un peu gonflée, ramollie, comme infiltrée d'un liquide jaunâtre, et parsemée de quelques kystes qui renferment une substance jaunâtre, grisâtre ou blanche.

« Dans le catarrhe chronique, l'exsudation se produit surtout dans la substance du revêtement du sinus maxillaire. Ce n'est pas la muqueuse seule, mais encore les couches profondes du revêtement interne fonctionnant comme périoste, qui présentent ce relâchement de structure ; la membrane gonflée atteint, lorsque l'affection est intense, dix, quinze fois son épaisseur primitive ; elle est infiltrée de sérosité œdémateuse ; elle ressemble à de la gelée, et sa face libre est parsemée de grosses saillies d'un blanc jaune clair remplies de liquide. Ces saillies se touchent par leur convexité.

« L'appareil glandulaire subit en même temps une dégénérescence kystique. Lorsque le revêtement muqueux tout entier présente cette dégénérescence, le sinus est comme atteint d'hydropisie.

« D'ordinaire, la cavité du sinus est simplement rétrécie, suivant le degré du gonflement de la muqueuse ; elle renferme, avec de l'air, un liquide muqueux en quantité plus ou moins grande. »

Ces « grosses saillies d'un blanc jaune clair, remplies de liquide », ressemblent tout à fait aux productions trouvées par Paget à l'autopsie de son malade.

En 1860, Giraldès avait décrit ces formations dans un livre intitulé : *Recherches sur les kystes muqueux du sinus maxillaire*. Il avait nié l'existence de l'hydropisie des sinus, voyant dans les cas rangés sous ce nom des kystes de la muqueuse. Ce serait la rupture de ceux-ci qui donnerait lieu à l'hydrorrhée nasale.

Goubaux prétend que ces kystes des sinus sont très fréquents chez les vaches ; il serait intéressant de savoir si ces animaux sont sujets à l'hydrorrhée nasale.

Virchow (1863), Berger et Magitot (1888), Heymann (1892) ont, eux aussi, refusé d'admettre l'hydropisie pour les mêmes raisons anatomo-pathologiques.

Pourtant, certains auteurs l'admettent. M. Jonathan Wright s'est occupé tout récemment de ces accumulations séreuses dans les sinus ; il dit que les symptômes présentés sont mal définis ; ils consistent surtout en douleurs, en sensations de pesanteur dans la tête, avec les symptômes ordinaires de la rhinite chronique ; on constate un écoulement aqueux intermittent par le nez ; ce symptôme est plus ou moins constant ; il semble dépendre du degré de perméabilité de l'ostium. Un diagnostic satisfaisant ne peut être fait que par la ponction.

Ces cas semblent très rares à l'auteur ; il ajoute que l'accumulation de sérosité et de mucus dans le sinus frontal a été souvent rapportée : « Il peut y avoir par le nez un écoulement continu ou intermittent de liquide clair ou de mucus, ou bien il peut ne pas y avoir d'écoulement semblable, mais distension de la paroi inférieure du sinus. »

En 1895, Noltenius *(Monats. f. Ohren heilkunde*, avril 1895), rapporte 37 cas où la ponction exploratrice du sinus maxillaire donna lieu à un écoulement de liquide clair, faiblement ambré ; dans deux cas, ce liquide tenait en suspension de petits flocons. Les principaux symptômes notés par Noltenius sont de la névralgie sus-orbitaire, et assez rarement de l'hydrorrhée nasale.

Alexander *(Archiv für Laryng.*, VI, 1897, p. 130), bien qu'il admette que l'exsudation séreuse dans la cavité soit théoriquement possible, soutient qu'on n'a donné aucune preuve de son existence; pour lui, le fait de retirer du liquide séreux par la ponction du sinus n'est pas une preuve d'hydropisie par rétention; le liquide peut, en effet, être contenu dans un kyste occupant toute la cavité, ou bien être extravasé après affaissement de la paroi kystique.

Il est certain que l'on ne doit pas expliquer tous les cas de la même façon : que l'on nie ou que l'on admette l'hydropisie des sinus, on est forcé de reconnaître que, dans certains cas d'hydrorrhée nasale, le sinus maxillaire ou le sinus frontal renferment un liquide séreux, qui peut s'écouler par les narines, lorsqu'il est en assez grande quantité pour arriver à la hauteur de l'orifice; celui-ci, pour le sinus maxillaire, est en effet situé à la partie supérieure ; il faut de plus que cet orifice soit perméable. Aussi, le symptôme hydrorrhée nasale se montre-t-il assez rarement pour des lésions semblables des sinus.

Mais il y a probablement des cas où l'écoulement aqueux provient moins directement des sinus : l'observation de Lichtwitz en est un exemple ; des polypes ou des lésions inflammatoires des cavités accessoires jouent le rôle d'épine irritative, et amènent par voie réflexe la vaso-dilatation des capillaires, non seulement dans le sinus mais aussi dans les fosses nasales; on peut expliquer ainsi certains cas où l'hydrorrhée nasale est très abondante, mais disparaît après la guérison des sinus affectés.

Il est probable que, même dans les cas de kystes muqueux, ce facteur réflexe joue un rôle dans la pathogénie de l'écoulement ; en effet, le liquide de ces kystes est d'ordinaire plus épais que celui de l'hydrorrhée, et surtout il est en quantité trop faible pour pouvoir donner lieu à un écoulement durable.

Même à ces cas il faut conserver une place dans ce chapitre de l'hydrorrhée nasale, car ils dépendent étroitement des lésions des sinus, ils naissent et disparaissent avec elles.

CHAPITRE V

L'HYDRORRHÉE PROVENANT DE LA PITUITAIRE

Il nous reste à étudier une dernière catégorie de cas
d'hydrorrhée nasale, ceux où le liquide écoulé provient
de la muqueuse des fosses nasales elle-même.

C'est dans les faits de cette catégorie que nous
verrons l'hydrorrhée nasale typique, débarrassée au
maximum de tout symptôme surajouté ; c'est là que
nous achèverons de nous rendre compte qu'elle n'est
pas une maladie constituée, mais tout simplement un
symptôme.

Cette affection se rencontre indifféremment dans les
deux sexes, presque toujours entre vingt et quarante-
cinq ans. On l'observe très rarement à l'hôpital : en
effet, nous nous étendrons sur ce point à propos de la
pathogénie, l'hydrorrhée nasale apparaît d'une manière
à peu près constante sur un même terrain, chez les
neuro-arthritique ; on sait combien l'arthritisme est
rare dans la classe hospitalière. L'écoulement nasal
peut être continu, pendant des mois et des années ;
d'autres fois, il revient par crises, durant chacune un ou
plusieurs jours ; dans ce dernier cas, il y a en général

une certaine régularité dans la durée de ces crises et l'intervalle qui les sépare. Le plus souvent, l'hydrorrhée survient et disparaît sans cause apparente ; et alors avec une certaine brusquerie.

La quantité de liquide écoulé varie beaucoup : tantôt il tombe lentement par gouttes espacées, comme d'un robinet mal fermé, tantôt les gouttes se succèdent sans interruption, formant un vrai ruisseau. Le malade ne peut alors se livrer à aucune occupation ; il est obligé de tenir constamment un mouchoir sous son nez, et il trempe 20 ou 3o mouchoirs dans la journée. Lorsqu'on veut examiner le nez de ces sujets, on est obligé de s'y reprendre à 5 ou 6 fois, l'écoulement incessant empêchant d'y voir.

La quantité totale émise par vingt-quatre heures dépasse parfois un demi-litre.

L'écoulement s'arrête souvent pendant la nuit ; quand il ne le fait pas, et qu'il est très abondant, il peut empêcher totalement le sommeil, et causer un vrai supplice au sujet qui en est atteint : l'oreiller et les draps sont absolument trempés.

Quand l'écoulement est continu, il est en général plus marqué le matin ; lorsqu'il survient par crises, c'est encore le matin, en général au lever, que ces crises apparaissent.

Il est augmenté par les efforts, les travaux pénibles, par tout ce qui tend à congestionner la tête.

D'ordinaire bilatéral, l'écoulement est souvent plus marqué d'un côté que de l'autre ; il est parfois unilatéral ; dans certains cas, on l'a vu affecter successivement les deux côtés,

Contrairement au liquide de la rhinorrhée cérébro-spinale, le liquide de l'hydrorrhée de la pituitaire empèse souvent les mouchoirs qu'il a imbibés.

Il est aqueux, mais a néanmoins une certaine viscosité ; il est souvent filant et opalescent. Ses qualités physiques varient un peu suivant la quantité sécrétée : lorsque celle-ci est abondante, le liquide est plus aqueux. Il n'est pas rare, dans les cas où l'hydrorrhée survient par crises, de voir le liquide s'épaissir à la fin pour devenir franchement muqueux ; nous en voyons plusieurs exemples dans les observations qui suivent.

Au microscope, ce liquide présente les mêmes apparences que le mucus très dilué ; on y voit une matière amorphe avec des corpuscules muqueux.

Traité par l'acide acétique et aussi par l'alcool, il donne un précipité visqueux semblable à celui que fournit la mucine.

A l'ébullition, ce précipité peut former ou non avec l'acide sulfurique une substance qui réduit la liqueur de Fehling ; il a été prouvé que cette substance est toujours du sucre : la réaction de la phénylhydrazine et la fermentation en présence de la levure l'ont montré ; après l'action de la levure, il ne reste plus dans la solution de substance réductrice.

Le liquide contient une assez forte proportion de matières solides ; parmi celles-ci, il y a une certaine quantité de matières protéiques coagulables par la chaleur. Les protéoses et les peptones manquent.

Une analyse faite par Halliburton a donné les résultats suivants :

Eau . . . . 987,92 pour 1000.
Matières solides . . . . 12,08 —
    parmi lesquelles
Matières protéiques (y compris la mucine). 2,60 —
Autres substances organiques. . . . . . 1,63 —
Substances inorganiques . . . . 7,85 —

Dans cette catégorie d'hydrorrhée nasale, l'examen des différents sinus est absolument négatif.

Dans les fosses nasales, on peut rencontrer diverses lésions ; les polypes muqueux sont assez fréquents ; ils siègent en général dans le méat moyen et sur le cornet moyen, parfois sur le cornet inférieur ; ils sont mous et pâles, petits, sessiles, et en général multiples.

On rencontre encore des crêtes et des éperons de la cloison ; souvent la muqueuse est très sensible au contact en ce point ; le stylet peut provoquer, par un simple attouchement, une crise d'éternuements et de larmoiement.

La queue des cornets moyens et inférieurs présente souvent de l'hypertrophie.

Mais ce que l'on rencontre d'une manière à peu près constante, surtout chez les vieux hydrorrhéiques, c'est un changement d'aspect général de la muqueuse : celle-ci est épaissie, plissée, comme ridée ; elle semble trop large pour les cornets qu'elle tapisse ; comme dit M. Lermoyez dans une observation que nous reproduisons, elle les recouvre « comme une housse trop ample ». De plus, elle paraît décolorée, d'un blanc rosé ou grisâtre ; elle a l'aspect macéré des pièces anatomiques qui ont séjourné dans l'eau.

Ces lésions sont plus marquées sur le cornet inférieur. L'écoulement continu produit souvent des excoriations d'aspect banal à l'extérieur des narines. La lèvre supérieure est le siège de lésions irritatives qui relèvent de la même cause ; il n'est pas rare d'y observer un eczéma récidivant qu'aucun traitement local ne peut arriver à guérir.

Il peut y avoir ou non de l'obstruction nasale, celle-ci peut alternativement se montrer ou disparaître, même dans le cas d'hydrorrhée continue.

L'anosmie est fréquente, mais non constante : chez deux malades de M. le professeur agrégé Lannois, elle survenait par intervalles, souvent sans rapports avec l'hydrorrhée.

La sensibilité spéciale de la pituitaire peut être conservée, tandis qu'il y a disparition de la sensibilité générale au contact ; cette anesthésie peut coexister avec la présence de certaines zones d'hyperesthésie, comme celles dont nous avons déjà parlé.

Dans cette catégorie d'hydrorrhée nasale, l'écoulement s'accompagne souvent d'autres symptômes ; c'est tout d'abord un malaise général, avec céphalée frontale, qui naît avec le flux et disparaît quand il cesse.

Les éternuements sont fréquents ; ils surviennent par crises, surtout le matin, parfois quarante ou cinquante fois par jour.

Un certain degré de conjonctivite avec larmoiement et photophobie accompagne souvent l'hydrorrhée nasale.

Dans certains cas, cependant, on peut avoir pour symptôme unique l'écoulement aqueux par le nez ; mais alors, on retrouve toujours chez le sujet, avant ou après les crises d'hydrorrhée, quelque manifestation de la diathèse neuro-arthritique.

Avec ces considérations, nous entrons dans l'étude pathogénique de l'affection. Chez presque tous ces malades, nous trouvons le même terrain neuro-arthritique ; outre leurs antécédents héréditaires, parfois très chargés, ils présentent dans leur passé quelques-unes des manifestations multiples de la diathèse : Diabète (obs. XIX), urticaire, asthme, migraines, goutte, rhumatisme, troubles nerveux divers, diarrhées séreuses, etc., etc. Ce sont, comme l'a dit M. Lermoyez, « de ces malades chez qui le relentis-sement héréditaire de la nutrition se traduit par des réactions nerveuses désordonnées, portant princi-palement sur les appareils vaso-moteurs et sécrétoires ».

Le simple fait de la rareté de l'hydrorrhée nasale dans la classe hospistalière où l'arthritisme est relati-vement peu fréquent, est déjà en faveur de cette idée.

Mais il y a plus qu'une simple coïncidence ; la lecture des nombreuses observations parues de tous côtés révèle un fait du plus haut intérêt, nous voulons parler des métastases : il n'est pas rare de voir l'hydror-rhée nasale succéder brusquement à quelque ma-nifestation neuro-arthritique, ou bien être remplacée non moins soudainement par quelque autre. Les ob-servations que nous rapportons renferment un certain nombre de ces faits : dans l'observation III, l'hydror-rhée nasale apparut lorsque cessèrent les accès d'asthme qui duraient depuis des années ; là comme dans les observations IV et XIV, on voit les crises d'asthme alterner avec les crises d'hydrorrhée.

Dans certains cas, les suppléances sont multiples : dans l'observation XIV, le malade, fils de goutteux, a présenté, trois ans durant, des accès d'asthme ; ceux-ci ont été remplacés pendant quatre mois par une diarrhée séreuse quotidienne, qui n'a cessé qu'à l'apparition de l'hydrorrhée nasale.

Dans l'observation XV, il s'agit d'une malade migraineuse, rhumatisante, issue de parents goutteux : elle a souffert pendant six ans d'épistaxis quotidiens, ayant résisté à tous les traitements locaux mis en œuvre ; ces épistaxis cessèrent brusquement pour faire place à une anosmie presque absolue ; celle-ci a disparu deux ans après, remplacée par des crises paroxystiques d'hydrorrhée nasale; ces crises se sont montrées rebelles à tout traitement local. Dans l'observation XVII, chez un malade très nerveux et arthritique, l'hydrorrhée est apparue brusquement, à la suite de la suppression de migraines anciennes ; depuis ce temps, les crises d'hydrorrhée alternent avec les périodes de migraine; notons que c'est là un cas d'hydrorrhée nasale pure, sans symptômes surajoutés et sans lésions nasales. La malade de l'observation XIII a vu son écoulement nasal remplacé par une toux sèche, quinteuse et incessante. M. Lermoyez, qui rapporte cette observation, n'a rien trouvé dans les voies aériennes qui puisse expliquer la toux.

On ne peut donc pas nier, en présence de faits aussi précis, l'équivalence morbide de l'hydrorrhée nasale et des diverses manifestations du neuro-arthritisme.

C'est le terrain qui joue le grand rôle dans la pathogénie de l'affection : nous avons vu que les lésions nasales étaient inconstantes; quand elles existent, elles n'ont aucun caractère de spécificité ; la seule modification à peu près constante, l'aspect macéré de la pituitaire, n'est que le résultat de l'écoulement continuel à sa surface ; elle n'a pas plus de valeur étiologique que l'eczéma de la lèvre supérieure ; ce sont des effets et non des causes ; la preuve, c'est leur disparition, quand l'hydrorrhée vient à cesser.

Dans un assez grand nombre de cas, l'hydrorrhée doit être rattachée au coryza spasmodique: quand on la voit survenir par crises, accompagnées d'éternuements, d'obstruction nasale, de larmoiement et de photophobie, on a un tableau clinique très voisin de la rhinite spasmodique, mais l'un des symptômes, l'écoulement nasal, est plus marqué et domine la scène.

Il arrive assez souvent que l'hydrorrhée nasale, après s'être accompagnée au début des autres symptômes du coryza spasmodique, persiste seule au bout d'un certain temps ; mais les éternuements et les accès de dyspnée reparaissent parfois.

Dans d'autres cas, pourtant, on n'observe aucun phénomène spasmodique ; il n'y a pas de cause extérieure pouvant expliquer l'écoulement. L'hydrorrhée nasale peut alors relever d'une névrite du trijumeau ; Althaus en a cité un cas dans les *Medico-Chirurgical Transactions*, en 1869 ; il y avait alors hypersécrétion des muqueuses conjonctivale et buccale ; on notait de l'anesthésie de la peau et de la pituitaire.

Dans certains cas, nous l'avons vu, l'hydrorrhée nasale apparaît seule et sans cause extérieure, chez des neuro-arthritiques avérés ; il faut voir là un de ces troubles vaso-moteurs ou sécrétoires, analogues aux diarrhées séreuses qui se rencontrent chez les mêmes individus. On a affaire, comme l'a dit M. Lermoyez, à « un organisme qui, plus ou moins spontanément, fait sa décharge morbide sur la pituitaire, comme il le ferait par une crise de migraine ou une attaque d'épilepsie ; il y a quelque cent ans, on n'eût pas manqué de dire que l'économie évacuait ses humeurs âcres par le nez, ni plus ni moins qu'elle le fait par l'intestin ou par la peau ».

Les observations montrent bien cette influence prédisposante de l'état général ; l'hydrorrhée peut survenir chez des neuro-arthritiques à la suite d'interventions sur la muqueuse nasale : Flatau a rapporté à la Société berlinoise de laryngologie, le 17 avril 1896, un cas d'hydrorrhée nasale survenue à la suite d'une cautérisation galvanique du cornet inférieur.

Le traumatisme a paru dans certains cas être la cause de l'hydrorrhée.

Réciproquement, on peut mettre fin à l'hydrorrhée nasale en agissant sur la pituitaire ; il y a sans doute des cas où les lésions nasales, polypes ou hypertrophie, sont primitives ; mais la plupart du temps elles semblent être secondaires. Même dans ces cas, le traitement local peut réussir ; l'extraction des polypes, la cautérisation au galvanocautère, l'application des courants continus semblent agir sur l'élément nerveux ; ces opérations suppriment une source d'irritation locale. Elles n'ont parfois qu'une action inhibitrice momentanée ; l'hydrorrhée ne tarde pas à reparaître.

Pour montrer l'influence du système nerveux dans la pathogénie de l'affection, on peut encore citer l'effet thérapeutique du « changement d'air » : les malades des observations V, IX, XIII, XV ont vu leur écoulement nasal disparaître quand ils ont changé de pays; dans un de ces cas, le sujet guéri revient six mois après dans la ville où il demeurait habituellement : le lendemain même de son arrivée, l'hydrorrhée reparaît.

Certains cas semblent prouver que des réflexes à point de départ utérin peuvent agir sur l'écoulement nasal : dans l'observation XVI, appartenant à M. Lermoyez, l'hydrorrhée remontant à sept ans a été interrompue pendant chaque grossesse et pendant la période d'allaitement qui a suivi.

Chez une malade de Bean (obs. IV), le flux menstruel coïncidait avec les crises d'hydrorrhée : d'après l'auteur, la réduction d'une déviation utérine contribua à faire cesser l'écoulement.

Pour compléter l'étude pathogénique de l'hydrorrhée nasale, il est nécessaire de voir quel mécanisme préside à l'écoulement.

Bosworth avait émis l'hypothèse d'une exosmose séreuse due à une vaso-dilatation paralytique des vaisseaux de la pituitaire; il rattachait donc l'affection à un trouble du côté de l'innervation sympathique.

Cette opinion a été reprise par divers auteurs.

Cependant Fink (67ᵉ réunion des naturalistes allemands) a refusé d'admettre cette conception; pour lui, ce sont les nerfs glandulaires qui sont en jeu et qui réagissent à l'excès sous une excitation insignifiante.

Glascow (7ᵉ Congrès de l'Association américaine laryngologique, 20 juin 1885) est du même avis.

Cependant, dans une communication à la Société de médecine et de chirurgie de Bordeaux, en décembre 1898, M. Brindel est revenu à l'hypothèse de Bosworth. Cet auteur s'est livré à des recherches sur la muqueuse nasale enlevée à des malades atteints de coryza spasmodique avec hydrorrhée. « Sur les muqueuses en période de crise, comme sur les muqueuses en période d'accalmie, il existe une rareté extrême du tissu glandulaire et une atrophie marquée des éléments acineux... On constate en même temps, surtout au voisinage de la surface, une infiltration considérable de cellules rondes et un accroissement très marqué du calibre des vaisseaux sanguins. » M. Brindel en conclut que l'hydrorrhée est due en grande partie à la transsudation du sérum sanguin à travers les mailles du tissu sous-muqueux.

On pourrait trouver un appui pour cette manière de voir dans l'hydrorrhée légère que l'on rencontre si fréquemment chez les vieillards et que nous avons volontairement laissée de côté en raison de son peu d'importance pathologique. Il nous paraît probable qu'il s'agit là surtout d'une transsudation à travers des vaisseaux plus ou moins modifiés dans leurs parois par l'artériosclérose, par exemple.

Cette affirmation demande à être confirmée par des examens ultérieurs.

M. Lermoyez, dans les *Annales des maladies de l'oreille et du larynx*, en 1899, s'est rattaché à la théorie de l'hypersécrétion glandulaire.

Pour lui, la muqueuse nasale, sujette à des flux

subits, ne peut pas, avec des vaisseaux à parois intactes, permettre subitement une telle fuite de sérum sanguin; il compare l'hydrorrhée nasale aux autres flux aqueux brusques et profus de l'économie : les larmes, les sueurs, les diarrhées séreuses; ils sont tous dus à une hypersécrétion glandulaire.

On pourrait opposer que le liquide de l'hydrorrhée diffère beaucoup de la sécrétion visqueuse ordinaire de la muqueuse nasale; mais, tout d'abord, il est des cas où l'émission est très visqueuse (obs. XV) et mérite à peine son nom d'hydrorrhée; puis les analyses démontrent dans tous les cas la présence de la mucine; on sait enfin que, lorsqu'une sécrétion glandulaire est très abondante, il y a diminution des principes solides dans le liquide sécrété : l'observation I nous montre justement, à la fin de chaque crise d'hydrorrhée, l'écoulement devenir moins aqueux à mesure qu'il diminue; il finit par devenir absolument semblable au mucus ordinaire des fosses nasales.

M. Lermoyez appuie sa théorie sur un dernier fait : la réalisation expérimentale de l'hydrorrhée nasale chez les animaux, au moyen de la muscarine; il est prouvé physiologiquement que cette substance agit sur les sécrétions glandulaires. Il en conclut que l'hydrorrhée nasale est due à une excitation anormale des filets sécrétoires contenus dans le nerf maxillaire supérieur.

L'obstruction nasale, assez fréquente, serait produite par la vaso-dilatation brusque des vaisseaux de la pituitaire. M. Lermoyez la rattache à une excitation anormale des filets vaso-dilatateurs venus du ganglion sphéno-palatin.

Il est probable que l'hydrorrhée nasale dépend tout à la fois de l'hypersécrétion et des phénomènes vaso-moteurs, qui s'accompagnent en général.

Ces données de physiologie pathologique ont plus qu'un intérêt théorique : il en est résulté un traitement rationnel. L'atropine. antagoniste de la muscarine, arrête les sécrétions en agissant sur les filets sécrétoires des nerfs ; la strychnine, d'autre part, excite les centres vaso-constricteurs de la moelle et du bulbe. Le mélange de ces deux alcaloïdes doit théoriquement avoir un excellent effet sur l'hydrorrhée provenant de la pituitaire : certaines observations publiées par M. Lermoyez semblent, en effet, très favorables à cette médication.

Il ne faut pas songer à modifier rapidement le tempérament neuro-arthritique des sujets. Il faut donc avoir recours à la thérapeutique physiologique: l'expérience semble prouver qu'elle est bonne.

OBSERVATION I

T. Melville Hardie, *New-York Med. Journ.*, 9 sept. 1890.

M... S.. , allemande, âgée de quarante-quatre ans, mariée, a un enfant de quatorze ans, bien portant.

Il y a neuf ans, quand elle vint en Amérique, elle avait toujours joui d'une bonne santé. Après avoir vécu pendant deux semaines dans un appartement humide, elle commença à tousser et à présenter de l'asthme. Elle fut sujette depuis ce moment-là à des crises d'asthme, réveillées particulièrement par les temps froids et humides. Elle souffre par intervalles de pénibles maux de tête.

En août ou septembre 1881, elle commença à présenter un

écoulement aqueux par le nez; en même temps, la conjonctive devenait rouge et il y avait du larmoiement. L'émission dura pendant trois ou quatre jours, s'arrêta pendant un mois, reparut pendant quelques jours et cessa de nouveau. Des périodes semblables d'émission et d'absence d'émission alternèrent continuellement jusqu'à il y a environ deux ans; depuis ce temps, l'écoulement se produit chaque jour, ordinairement dans la matinée, pendant deux ou trois heures.

La malade raconte qu'il commence juste au moment où elle se lève, de 4 h 30 à 6 h. 30. Une ou deux fois seulement l'écoulement a été constaté pendant la nuit. La malade n'a jamais essayé d'arrêter l'émission en se couchant pendant la matinée, au début du flux. D'habitude, le liquide vient des deux narines (quelquefois d'une seule) et goutte à goutte. Avant de s'arrêter court, pendant le jour, le liquide clair, blanchâtre et opalescent quand il est en quantité, devient plus épais et visqueux; il ressemble alors à du mucus ordinaire. Des éternuements accompagnent souvent l'écoulement, mais ils ne sont pas constants. Tandis que son asthme ne la gêne ordinairement que pendant les temps froids et humides, elle n'a pas remarqué que l'hydrorrhée soit influencée d'une façon appréciable par les phénomènes météorologiques. Elle n'a pas remarqué qu'elle augmentait par les jours humides. L'écoulement est aussi fort en juillet qu'en septembre; il varie de temps en temps, mais sans raison, autant que la malade en peut juger.

L'examen de son nez montra une légère hypertrophie du cornet droit inférieur en arrière, et un état hydropique des cornets moyens droit et gauche. Pas de polypes. Sens de l'odorat intact. Aucune différence avec la sensibilité normale de la muqueuse nasale, comme on peut en juger avec la sonde.

La santé générale n'est pas très bonne. Il y a souvent une sensation de brûlure à l'épigastre.

La malade présente depuis cinq ans un point d'hyperesthésie douloureuse en avant, au-dessus de la huitième côte gauche.

Pas de névralgies. La malade a été traitée pendant les dix dernières années par un certain nombre de médecins et de charlatans, mais sans bénéfice marqué. L'enlèvement d'une portion des cornets moyens, avec l'administration interne d'oxyde de zinc (1/2 gramme) et d'extrait de belladone (1/4 gramme) diminua le flux pour un temps.

Le traitement fut commencé le 10 avril, avec de bons résultats jusqu'au 6 mai, alors une émission de nuit et de jour commença. Cela dura jusqu'au 9 mai, la malade ne prenant que peu de sommeil pendant les intervalles. L'écoulement nasal fut accompagné de larmoiement et de céphalée.

Le 10 et le 11 mai, elle eut de l'asthme, il n'y eut pas d'hydrorrhée ni de mal de tête. Elle n'eut presque aucun symptôme jusqu'au 3 juin; à partir de ce jour, elle a eu presque quotidiennement une nouvelle émission de liquide jusqu'à aujourd'hui (7 juillet), avec asthme et maux de tête de temps en temps. Les soins donnés à la malade ont été très irréguliers depuis le commencement de juin.

OBSERVATION II (même origine).

Mme K..., allemande, quarante-deux ans, mariée, deux enfants, a, dit-elle, depuis dix ans, une abondante émission d'eau par le nez.

L'écoulement n'était pas très fort au commencement, mais peu de temps après, il devint pénible pendant le jour et fréquemment pendant toute la nuit. Cet écoulement la réveillait souvent, et il était parfois assez abondant pour l'empêcher tout à fait de dormir. Les interruptions étaient de courte durée.

La malade affirme que l'écoulement n'a jamais cessé vingt-quatre heures pendant les dix ans, le total de l'émission étant le même, été comme hiver.

La lèvre supérieure est gonflée et excoriée. Émission aqueuse venant des yeux, avec injection de la conjonctive quelquefois. Pas d'atrophie des nerfs optiques ni de rétrécissement des champs visuels.

Un symptôme très pénible était l'éternûment, qui survenait quarante à cinquante fois par jour. Malheureusement le liquide ne fut pas examiné, l'écoulement ayant cessé avant que la malade eût pu en recueillir. Elle ne connaît pas la quantité du liquide qui tombait, mais l'écoulement constant gênait beaucoup son travail. L'examen du nez montra des polypes à droite et à gauche, et un épaississement polypoïde des deux cornets moyens.

Le traitement fut commencé le 25 février ; les polypes furent enlevés.

8 mars. — On note une diminution remarquable de l'écoulement.

12 mars. — Émission très légère; pas d'éternûments.

17 mars. — Plus d'écoulement.

19 juin. — L'hydrorrhée n'a pas reparu.

OBSERVATION III

(C. E. Bean, *New-York Med. Journ.*, 10 décembre 1892,
p. 651.)

En été 1888, je fus consulté par une femme mariée, âgée de trente ans, au sujet d'une hydrorrhée nasale qui existait depuis plusieurs semaines avec plus ou moins de persistance. Elle avait été sujette à l'asthme pendant plusieurs années, mais au moment de la consultation, elle en était débarrassée ; ce soulagement existait depuis que l'hydrorrhée nasale était survenue. L'examen du nez révéla des deux côtés la présence de polypes. Ceux-ci furent enlevés et leur pédicule fut cautérisé au galvanocautère. L'hydrorrhée cessa et ne se montra plus pendant un an ; au bout de ce temps elle revint, et la malade me consulta de nouveau. Pendant cet intervalle, il y eut très peu d'asthme.

L'inspection du nez révéla que les polypes étaient revenus, ils furent enlevés de nouveau, et cette fois avec l'extrémité externe du cornet sur lequel ils étaient implantés. De nouveau l'hydrorrhée cessa, et ne reparut pas avant le mois de mars de cette année, bien que l'asthme ne fît qu'empirer.

Depuis mars dernier, il y eut plusieurs attaques d'hydrorrhée, durant chacune d'un jour à une semaine, bien qu'il n'y eût pas alors retour des polypes. La violence de ces attaques diminua par l'administration à l'intérieur de strychnine, de belladone et de camphre. La solution de cocaïne à 4 pour 100 ne fit aucun bien.

OBSERVATION IV (même origine).

Une femme mariée, âgée de trente-deux ans, mère de trois enfants, nous consulte en septembre 1890, au sujet d'un écoulement aqueux venant du nez, qui durait depuis plusieurs jours. Elle avait une céphalée intense et une légère conjonctivite. Cette malade m'avait consulté cinq ans auparavant à propos d'un catarrhe naso-pharyngien qui durait depuis plusieurs années ; le tissu hypertrophié recouvrant les cornets inférieurs et moyens avait été complètement cautérisé en avant au galvano-cautère.

La crise avait été brusque et sans aucun symptôme prémonitoire. L'écoulement était constant, empêchant la patiente de se tenir couchée ou d'avoir un sommeil un peu prolongé. Les deux côtés étaient affectés et l'écoulement était très abondant ; il ruisselait des deux narines, inondant en quelques instants de larges serviettes et produisant des excoriations à la lèvre supérieure.

Cette crise dura trois semaines et se termina en une crise d'asthme. Depuis cette terminaison, la malade fut débarrassée en apparence de cette maladie jusqu'au début de janvier 1891, où une autre crise débuta tout à coup ; elle dura jusqu'au milieu de février, où l'asthme se développa, et les symptômes du côté du nez disparurent. L'asthme continua pendant près de trois semaines et céda finalement à de larges doses de lobélie et de belladone.

Ces deux crises survinrent à la période menstruelle, et eurent leur maximum pendant les règles ; celles-ci furent prolongées pendant une semaine. La malade avait une déviation utérine et avait porté un pessaire. La réapplication de ce pessaire s'accompagna d'une notable diminution de l'hydrorrhée nasale ; c'est là une preuve du rôle de l'élément nerveux.

L'application sur la muqueuse nasale de poudre de belladone, de morphine, de bismuth, etc., ne fut d'aucune utilité ; l'emploi de la cocaïne ne fit qu'aggraver l'irritation, et augmenta l'écoulement. On fit alors prendre à la malade du bromure de sodium à larges doses, et ce remède, plus que toute autre chose, servit à amener la guérison à la fois générale et locale. Depuis ce temps, il n'y eut pas de retour des attaques.

OBSERVATION V (même origine).

Un homme âgé de quarante-cinq ans, sujet au *hay fever* et au catarrhe nasal, me consulte en janvier 1890 sur une hydrorrhée nasale qu'il présentait depuis deux semaines. Seul, le côté gauche du nez était affecté ; l'écoulement avait lieu, surtout pendant le jour, en grande quantité ; il y avait aussi une conjonctivite intense qui obligea le malade à se tenir une semaine entière dans une chambre obscure. L'application de poudres et de cocaïne fut employée dans l'un et l'autre cas, mais sans aucun bénéfice. A l'intérieur on donna du sulfate d'atropine et du camphre, alternativement avec du bromure de sodium, mais cela ne produisit aucun effet sur l'écoulement, pas plus sur sa quantité que sur ses caractères. On employa alors le galvano-cautère, que l'on porta jusqu'à l'os. Lorsque le premier effet de la cautérisation fut passé, l'écoulement s'arrêta pendant un certain temps, pour reprendre ensuite avec une nouvelle violence. On conseilla alors au malade d'essayer de changer de climat ; il alla en Californie, où l'écoulement cessa bientôt. Depuis ce temps, il eut deux légères attaques, survenues les deux fois pendant un temps froid, et qui cessèrent bientôt sans médication spéciale.

OBSERVATION VI

(Keiper, *New-York Med. Journ.*, 22 juillet 1893.)

F. B..., architecte, me consulte le 7 mai 1892 sur la cause d'un écoulement nasal constant et profus, qui, en raison de ses occupations, était fort désagréable. Rien dans son histoire antérieure n'a pu en être la cause.

On constate, à l'examen du nez, de la rhinite hypertrophique.

Mais, ni la destruction du tissu hypertrophié, ni la cocaïne, ni tous les moyens essayés pendant six mois n'amenèrent d'amélioration.

Je lui conseillai de faire trois fois dans les vingt-quatre heures des pulvérisations avec une solution d'atropine à 1/300 environ (2 grains pour 1 once d'eau). Dès le deuxième jour, l'écoulement disparaissait. Il y eut au début quelques troubles oculaires, mais qui se dissipèrent bien que la malade continuât l'emploi de la solution.

OBSERVATION VII

E. Poulsson (*Med. Soc. Christiania Reports, 1895,* et *Journal of Laryngology,* vol. XI, 1896, p. 114).

Un homme âgé de trente ans, d'ailleurs bien portant, commence dans sa troisième année à souffrir trois ou quatre fois par an de crises de sécrétion nasale excessive, durant trois ou quatre jours. Les crises devinrent par degrés de plus en plus fréquentes, la sécrétion plus abondante et plus aqueuse, tandis que la durée de chaque attaque était plus courte. Les crises, à présent, apparaissent d'ordinaire toutes les deux semaines, et durent un ou deux jours; elles commencent généralement le matin par une sensation d'irritation dans le nez et de pesanteur dans le front. Alors, le malade, en se levant, présente une sécrétion si abondante qu'il lui est impossible de travailler; il doit rester tranquillement assis et laisser couler le liquide dans un vase ; lorsqu'il est obligé de bouger, il lui faut tenir constamment un mouchoir sous son nez. Cet écoulement continue jusque vers 2 heures du matin ; alors le malade s'endort et le flux cesse jusqu'au matin ; au réveil, il reprend comme le jour précédent, jusqu'à ce qu'il cesse brusquement dans l'après-midi. La quantité de liquide écoulé durant une crise est estimé au total à 1 litre.

Les crises étaient presque toujours précédées d'éternûments ; ceux-ci cessaient quand apparaissait l'écoulement. Le malade était sujet à des maux de tête, qui ne diminuaient pas pendant les crises; à la vérité, il était souffrant à la fois pendant et après la crise.

L'examen du liquide donne le résultat suivant : Liquide aqueux, opalescent, de réaction faiblement alcaline ; poids spécifique, 1006 à 1007 ; 0,02/100 d'albumine, 0,93/100 de sels, principalement de chlorure de sodium, et une petite quantité de substances grasses. Au microscope, des corpuscules multicolores. L'examen des cavités nasales ne révèle rien d'anormal. Le malade a suivi des traitements variés sans aucun résultat. Une solution d'atropine à 0,10/100 a été prescrite, et le malade a retiré un grand bénéfice du remède ; X gouttes de la solution étaient souvent capables d'arrêter les crises ou de diminuer leur intensité ; bien que cette médication ait été continuée pendant un temps considérable, on n'observa pas de mauvais effet. Le Dʳ Poulsson considère l'affection comme étant de caractère purement nerveux, mais il ne peut se prononcer sur la question de savoir si elle est due à un trouble de la cinquième paire ou du sympatique.

OBSERVATION VIII

(Creswell Baber, *Soc. laryng.* de Londres, 12 janvier 1898, et *Revue hebd. de laryng.*, 1898, p. 924.)

La malade est une femme mariée, âgée de quarante-deux ans. Le côté droit du nez est seul affecté. Il y a cinq ans, après une période de huit mois, caractérisée par une sécrétion aqueuse abondante, consécutive à l'influenza, elle subit l'ablation d'un polype ; la sécrétion s'est alors arrêtée. mais elle reparut à Noël 1896, après une nouvelle attaque de grippe. Un polype fut enlevé en mai 1897 ; on appliqua le galvanocautère, mais la sécrétion persista.

L'auteur vit la malade pour la première fois le 16 juin 1897 ; il n'existait à cette époque ni obstruction nasale ni douleur, très peu d'éternuement, mais une sécrétion aqueuse non fétide, extrêmement abondante, qui s'écoulait jour et nuit par la fosse nasale droite. Pas de céphalée bien prononcée. A l'examen, on trouva la fosse nasale droite rétrécie par une déviation de la cloison, sa muqueuse tuméfiée et d'aspect catarrhal. Il n'y avait pas de polypes, mais une légère irrégularité du cornet moyen. A l'éclairage par transparence, on trouva les deux régions sous-orbitaires normales ; la position de la tête n'influait en rien sur la quantité de liquide sécrété. Le fond des deux yeux était normal. On ne put constater de perte de sensation dans la fosse nasale droite.

L'alcool et la cocaïne ont été essayés sans succès. L'écoulement du liquide continuait sans arrêt, et une fois l'auteur put en recueillir 70 milligrammes en cinq minutes. On eut alors recours à l'application externe des courants continus. Après chaque application, la sécrétion s'arrêtait pendant quelques minutes. On ordonna à la malade de faire des applications deux fois par jour, de cinq minutes chacune.

Au bout d'une semaine, elle déclara que la sécrétion était devenue moins abondante, surtout le matin.

On enleva à l'anse une portion hypertrophiée de la muqueuse du cornet moyen, et l'on prescrivit à la malade des pulvérisations avec une solution de menthol dans la paraléine, sans préjudice des courants constants. L'auteur ne revit la malade qu'au bout de deux mois, et il apprit alors que la sécrétion avait diminué au point que la malade ne salissait plus que deux mouchoirs au lieu de douze. La nature de la sécrétion est la même qu'auparavant. On continue le traitement. La sécrétion diminue de plus en plus, le gonflement de la muqueuse devient de moins en moins prononcé, On obtient finalement une guérison complète, qui se maintient malgré la suspension de tout traitement.

L'examen chimique du liquide a donné les résultats suivants:

Pour 100 centimètres cubes.

Matières organiques		Matières inorganiques	
	Milligrammes.		Milligrammes.
Mucine	60	Chlorure de sodium .	770
Protéides . . .	25	Phosphate de chaux .	110
Mat. indét. . .	75		
Total.	160	Total.	880

L'examen microscopique ne révéla que la présence de quelques leucocytes et de cellules épithéliales desquamées. Le chlorure de sodium constitue l'élément principal des matières solides, et, grâce à cette circonstance, le liquide en question se rapproche, par sa consistance, de la solution saline normale.

L'absence de symptômes céphaliques, et surtout les heureux effets obtenus par les courants continus, nous permettent d'envisager ce liquide comme une sécrétion excessive de la muqueuse nasale, sans aucun rapport avec le liquide céphalo-rachidien.

OBSERVATION IX

Hunt (Association médicale britannique, 66° Congrès annuel, juillet 1898; *Revue hebd. de laryngologie*, 1899, t. I, p. 503.)

Il s'agissait d'une jeune fille atteinte depuis plusieurs mois d'écoulement nasal avec crises d'éternuements. Celles-ci étaient légères, survenaient au réveil, quelquefois dans le jour, à de longs intervalles, mais l'écoulement aqueux était très abondant et continuait durant des heures entières.

Les crises revenaient environ une fois par semaine : la malade devait alors garder la chambre et placer une serviette devant son nez; le soir, elle était épuisée et incapable d'aucun effort; le lendemain, quoique faible, elle pouvait aller travailler. Ané· mie générale.

Les fosses nasales n'offraient rien d'anormal, si ce n'est que la muqueuse était pâle et macérée. Des cautérisations superficielles et des toniques n'amenèrent aucun résultat. Comme la jeune fille n'avait pas eu de crises pendant deux mois qu'elle était restée chez elle à garder sa mère malade, l'auteur lui fit quitter son atelier, qui était cependant vaste et bien aéré; dès lors, tous les troubles disparurent.

OBSERVATION X

(W. Nikitin. *Monats. für Ohrenheilkunde*, n° 12, 1898.)

Il s'agit d'une fillette âgée de onze ans, atteinte depuis son enfance d'une sécrétion nasale muco-purulente. Cette sécrétion en se desséchant, donnait lieu à des croûtes difficiles à expulser et qui gênaient beaucoup la respiration. La malade éprouvait des maux de tête fréquents; la sécrétion prenait quelquefois une odeur désagréable.

La malade est pâle, anémiée, affaiblie, dort mal la nuit.

A l'examen, on trouve les fosses nasales remplies d'une sécrétion muco-purulente; la muqueuse des cornets est épaissie et rouge; on trouve, en outre, des végétations adénoïdes peu considérables et une pharyngite granuleuse.

On enlève les végétations adénoïdes, et aussitôt les caractères de la sécrétion sont changés: de muco-purulente elle devient aqueuse, et tellement abondante que la malade est obligée de tenir continuellement son mouchoir devant son nez. Le matin son oreiller est complètement mouillé.

C'est un liquide muco-aqueux, transparent, de réaction faiblement alcaline, et renfermant quelques cellules épithéliales et des détritus.

On prescrit un régime tonique, du fer, de l'arsenic, des irrigations du naso-pharynx avec une très faible solution de chlorure de zinc, de l'*hydrastis canadensis* et de l'atropine à l'intérieur. Ces deux derniers remèdes avaient pour but de combattre l'hyperhémie de la muqueuse nasale, de stimuler l'énergie des nerfs vaso-moteurs et de provoquer la contraction des vaisseaux. Au bout de cinq mois, la malade était complètement guérie.

L'auteur voit la cause de l'hydrorrhée nasale dans une parésie réflexe des vaso-moteurs de la muqueuse nasale. Dans son cas particulier, cette parésie aurait été due à la présence des végétations adénoïdes. Quant à la consistance muco-purulente de la sécrétion avant l'opération, l'auteur l'explique en supposant qu'à la sécrétion primitivement aqueuse venait se mélanger du pus provenant des végétations adénoïdes.

OBSERVATION XI

W. Freudenthal, Académie de médecine de New-York, section de lar. et rhin., 24 mai 1899 (*Annales des maladies de l'oreille et du larynx*, avril 1900, page 365).

L'auteur présente une femme de vingt-neuf ans, mariée depuis onze ans, sans enfants ; très nerveuse, elle a été soignée pour des maux d'estomac. Depuis cinq ans, elle éternue tous les matins et son nez coule pendant plusieurs heures. Elle recueillit le liquide et m'apporta une bouteille de quatre onces remplie du liquide recueilli en deux heures.

La malade examinée plusieurs fois n'a jamais présenté de sinusite ; nous avons affaire à une hydrorrhée nasale d'origine nerveuse.

OBSERVATION XII (même origine).

Freudenthal cite le cas d'un malade souffrant d'insomnie et adressé à l'auteur pour une déviation de la cloison. Opération de Asch ; le soir même apparut un écoulement nasal aqueux et profus qui dura toute la nuit ; depuis il n'a jamais reparu.

OBSERVATION XIII

Lermoyez, Traitement de l'hydrorrhée nasale (*Annales des
maladies de l'oreille et du larynx*, 1899, page 69).

Fille de goutteux. Nerveuse et rhumatisante. N'avait encore
eu que de simples coryzas quand, il y a deux ans, après avoir
senti de la poudre d'iris, elle fut prise d'un violent accès de rhinite spasmodique avec éternuements, larmoiements, accès de
suffocation, etc., qui dura plusieurs semaines. Depuis cette
époque, elle est reprise des mêmes phénomènes chaque fois
qu'elle respire de la poudre d'iris. Dans l'intervalle des crises,
hydrorrhée nasale accentuée qui dure encore.

12 novembre. — La muqueuse nasale est blanc rosé, macérée, flottante et plissée comme si elle était trop large pour les
cornets osseux qu'elle enveloppe. En un point, sur la tête du
cornet inférieur droit, il existe une zone hyperesthésique dont
l'attouchement au stylet provoque une crise d'éternuement et de
larmoiement.

Je lui prescris le sirop atropo-strychnique aux doses usuelles.

28 janvier 1899. La malade vient me revoir au bout de trois
ans.

Peu de temps après m'avoir quitté, elle se rendit à Versailles.
Là son hydrorrhée nasale cessa presque immédiatement, peut-
être autant par suite du changement d'air que sous l'influence
du sirop.

Six mois après, elle retourne à Maubeuge où elle demeure
ordinairement : dès le lendemain de son arrivée, l'hydrorrhée
nasale reparaît ; mais quelques jours plus tard celle-ci, de nouveau, disparaît brusquement pour faire place à une toux quinteuse incessante, qui ne cède qu'à la quinine.

Depuis ce moment l'hydrorrhée n'a pas reparu. Mais il y a
deux mois, la malade, ayant par mégarde de nouveau respiré de
la poudre d'iris, est prise, non plus comme jadis de rhinite
spasmodique avec hydrorrhée, mais de toux sèche, incessante, à

ce point que, pendant le jour, elle a dix quintes à la minute.

L'examen rhinoscopique me montre un nez normal. La muqueuse nasale est rose, non plus macérée comme il y a trois ans.

La zone hyperesthésique du cornet inférieur a disparu. Il n'existe, d'ailleurs, en aucun point des voies aériennes, quoi que ce soit qui puisse expliquer la toux.

OBSERVATION XIV (même origine, page 77).

M. C..., vingt-cinq ans, père goutteux.

Il y a trois ans, accès de dyspnée considérés par le professeur Potain comme de l'asthme nerveux. Ils cessent à la suite d'un traitement sévère. Dès ce moment s'établit une diarrhée quotidienne, véritable hydrorrhée intestinale; chaque jour, après le repas de midi, selle aqueuse abondante.

A la suite d'une saison à Vichy, la diarrhée cesse : mais immédiatement elle est remplacée par de l'hydrorrhée nasale.

Celle-ci dure depuis quatre mois; elle survient par crises, surtout produites par le séjour dans l'air confiné. Chaque crise dure de six à huit jours. Caractérisée par de l'obstruction nasale, des éternuements incessants, de la photophobie et surtout par un écoulement des plus abondants, par le nez, d'un liquide tout à fait aqueux.

Vient me voir le 7 novembre 1895.

La fosse nasale droite est libre; la muqueuse des cornets inférieurs et moyens est blanc grisâtre, macérée, flasque, plissée; elle recouvre les cornets comme une housse très ample. Peu de sensibilité au stylet.

La fosse nasale gauche est rétrécie par une crête horizontale de la cloison. Le cornet moyen, gris, macéré, est excessivement sensible au contact du stylet, qui en le touchant, provoque un abondant écoulement de larmes.

Grosses queues de cornet blanches et mates.

Le traitement local serait ici indiqué : mais en raison des suppléances métastatiques qui tendent à s'établir sur différents organes, je pense que la guérison du syndrome nasal serait suivie d'une métastase plus sérieuse, et je préfère m'adresser à la cause même des accidents.

Prescrit deux cuillerées à soupe de sirop atropo-strychnique.

Pas revu le malade.

OBSERVATION XV (même origine, p. 78).

Mme Ch..., cinquante-cinq ans.

Migraineuse, rhumatisante, issue de parents goutteux. Nervosisme modéré.

Il y a huit ans, sans cause, épistaxis quotidiennes ayant résisté à tous les traitements locaux mis en œuvre.

Six ans après, brusquement, les épistaxis cessèrent pour faire place à une anosmie presque absolue.

Il y a deux mois, l'anosmie a disparu et a été remplacée par des crises paroxystiques d'hydrorrhée nasale à type anormal.

Tous les jours, régulièrement vers 5 heures du soir, le nez et le naso-pharynx s'emplissent de mucosités blanches, tellement obstruantes et visqueuses qu'elles provoquent des efforts.

L'expulsion est des plus pénibles, aboutissant à des vomissements et parfois même à des crises nerveuses.

Tout traitement nasal, cautérisations, etc., a été essayé en vain.

Seule une injection sous-cutanée d'un demi-centigramme de chlorhydrate de morphine, faite au commencement de ces crises, fait avorter celles-ci à coup sûr.

Vient me consulter le 2 juillet 1896.

Fosses nasales normales, cornets rétractés par des cautérisations antérieures; diminution de la sensibilité au stylet.

Pas de queue de cornet.

Je conseille de substituer aux piqûres de morphine le sirop atropo-strychnique. Pas revu la malade.

OBSERVATION XVI (même origine, p. 8o).

Mme N..., trente ans.

Appartient à une famille très rhumatisante. Elle seule n'a jamais eu de douleurs et jouit d'une santé qui serait parfaite si elle n'avait depuis sept ans des troubles du côté du nez. Très nerveuse.

Depuis sept ans — sauf une accalmie passagère produite par un séjour à Bagnères-de-Luchon — plusieurs fois par semaine, sans cause déterminante prévue, elle est prise de l'accès suivant : sans éternuements, brusquement, un écoulement nasal aqueux se produit, comme si l'on ouvrait le robinet d'une fontaine ; le nez se bouche ; il se produit une dyspnée vive, et jusqu'à la fin de la crise il y a de l'obnubilation intellectuelle.

Il est à remarquer que pendant la durée de deux grossesses et de la période d'allaitement qui a suivi, ces crises ont été totalement suspendues.

Vient me voir le 16 mai 1897. A l'examen du nez, rien aux cornets inférieurs. Petite grappe de dégénérescence polypoïde dans les deux cornets moyens. Un éperon plongeant de la cloison, à gauche.

Pas d'hyperesthésie au stylet.

Prescrit le sirop atropo-strychnique.

Pas revu la malade.

OBSERVATION XVII (même origine, p. 82).

Mme N..., quarante ans.

Malade très nerveuse, arthritique.

Depuis quatre ans, crises d'hydrorrhée nasale pure, sans symptômes de coryza spasmodique.

Les crises ont débuté brusquement, à la suite de la suppression de migraines anciennes.

Pendant les crises, dont la première a duré six mois, le nez coulait « comme une fontaine qui fuit ».

Actuellement, les crises d'hydrorrhée alternent avec des périodes de migraines.

Vient me voir le 24 février 1898.

Nez étroit d'ancienne adénoïdienne ; mais la muqueuse nasale est absolument normale. Pas de queues de cornet.

Pas de zones hyperesthésiques.

Pas revu la malade.

OBSERVATION XVIII

J Molinié. Soc. franç. d'otol., de laryng. et de rhin., 16 mai 1900. (*Annales des maladies de l'oreille et du larynx*, juillet 1900, p. 102.)

J'ai observé une femme de soixante-quinze ans, atteinte depuis cinq mois d'écoulement de la narine gauche, constitué par un liquide clair et transparent, coulant goutte à goutte, jour et nuit sans discontinuité.

Pas d'antécédents, état général bon. La quantité de liquide sécrété est de 450 grammes environ dans les vingt-quatre heures. La réaction est légèrement acide. La composition est la suivante.

Chlorures	8 gr. 10 par litre.
Phosphates	traces.
Albumine	Néant.
Mucine	Abondante.

Cette composition diffère de celle du liquide céphalo-rachidien, dont la réaction est alcaline, la densité de 1008 à 1020, et qui contient en outre de l'albumine et pas de mucine.

OBSERVATION XIX (inédite).

(Recueillie dans le service de M. le professeur agrégé Lannois.)

Mme M. T...., ménagère, trente-huit ans, habitant à Romanèche, se présente à Sainte-Clotilde le 8 juin 1899. Elle ne présente pas d'antécédents nerveux, ni héréditaires, ni personnels ; mais elle a eu du diabète et de l'albuminurie, constatés par MM. Cordier et Horand en 1889.

Il y a trois mois, elle prit la grippe et resta deux jours au lit ; en même temps, elle fut prise d'un écoulement aqueux par la narine droite, pas d'écoulement par la narine gauche qui était libre. La respiration nasale n'était pas gênée du côté droit. Ce flux dure depuis trois mois ; il y a eu quinze jours de répit un mois après la grippe.

Il n'y a jamais eu de traumatisme permettant d'expliquer cet écoulement par une fracture de la lame criblée de l'ethmoïde. Pas d'épistaxis. Depuis trois mois, la malade éprouve par moments des douleurs profondes dans la partie antérieure de la tête, mais peu intenses et sans vertiges concomitants.

Les caractères de l'écoulement sont les mêmes depuis le début des accidents ; c'est un liquide clair, qui coule par la narine droite, jamais par la gauche. Quand la tête est renversée en arrière, le liquide tombe dans le pharynx ; quand elle est penchée en avant, le liquide s'échappe goutte par goutte, environ huit fois par minute ; mais ceci est très irrégulier au dire de la malade. Parfois il s'écoule de son nez un vrai filet d'eau. Il n'y a jamais d'obstruction nasale.

L'analyse du liquide a été faite par M. le Dr Martz, chef des travaux chimiques de la clinique de M. le professeur Lépine.

Elle a donné les résultats suivants :

> Aspect : liquide clair, mais filant ; incolore.
> Réaction : très légèrement alcaline.
> Extrait sec à 100 degrés. . 12,25 par litre.
> Matières minérales. . . . 8,50 —
> Matières organiques . . . 3,75 —
> Chlorures exprimés en chlore. 4,66 —
> Urée, mucine et albumine.

A l'examen local, on constate l'hypertrophie du cornet moyen des deux côtés ; rien au pharynx ni à la bouche.

A l'éclairage électrique, les sinus maxillaires et frontaux

sont transparents ; il n'y a pas de points douloureux à leur niveau.

Il n'y a pas de troubles sensitifs dans le domaine du trijumeau. La sensibilité générale et la sensibilité olfactive du nez sont conservées.

L'ouïe est normale.

La vue est normale à gauche, diminuée à droite.

On donne pendant plusieurs jours de l'atropine à la malade. Cela ne donne aucun résultat immédiat. La malade retourne chez elle à la fin de juin.

17 novembre 1900. — La malade revient ; elle a continué pendant quinze jours le traitement de l'atropine à laquelle on avait ajouté de la teinture de noix vomique. L'affection a duré sans modification pendant un an encore.

C'est à peine si l'hydrorrhée nasale cédait à de rares intervalles. Au mois de juin de cette année, lorsque la malade ne faisait aucun traitement, l'affection céda rapidement et, depuis lors, ne s'est plus renouvelée.

Lorsqu'elle prend froid, son nez coule un peu, mais sans la gêner, et cela dure très peu.

La malade est devenue obèse. Les urines présentent un disque épais d'albumine ; quelques traces de sucre.

OBSERVATION XX (inédite).

(Due à l'obligeance de M. le professeur agrégé Lannois.)

Mlle B...., âgée de vingt-six ans, vient consulter pour des éternuements et pour un écoulement hydrorrhéique du nez.

Elle raconte que depuis son adolescence, dès les premières règles, elle est sujette à du coryza avec enchifrènement et écoulement abondant qui ne durait jamais plus de deux jours.

Depuis trois ans, elle a toute l'année, surtout pendant l'hiver, et à l'exception des mois les plus chauds de l'année, un coryza spasmodique très accentué, dont la cause ne peut être déterminée ; les éternuements reviennent par accès, mais sont quelquefois remplacés par une gêne respiratoire qui dure trois ou quatre heures ; elle amène parfois une sensation d'oppression très pénible qu'on peut qualifier d'asthmatique.

Les accès d'éternuement, comme ceux de gêne respiratoire, s'accompagnent d'une rhinorrhée très accentuée ; l'écoulement tombe goutte à goutte des deux narines, et gêne beaucoup la malade.

En ce moment, elle n'a pas d'odorat ; elle ne reconnaît aucune odeur ; mais elle prétend que cela n'arrive que par intervalles qui ne sont pas toujours en rapport avec l'hydrorrhée ; pas de cacosmie.

A l'examen, on constate une hypertrophie considérable des cornets, notamment des cornets inférieurs qui obstruent complètement les narines. Ils sont rouges et n'offrent pas l'aspect lavé ordinaire dans l'hydrorrhée.

Il n'y a pas de lésions sinusales.

Traitement. — Cautérisation des cornets inférieurs ; fumigations avec une solution alcoolique de menthol à 1 pour 30 dans de l'eau chaude ; application d'huile airolée.

Quinze jours après, la malade se présente en disant qu'elle va déjà mieux ; elle a moins de chatouillement, moins d'oppression, moins d'éternuements. Cependant, l'écoulement a encore été très abondant par périodes.

Les cornets inférieurs sont bien moins volumineux, et permettent de mieux constater l'hypertrophie des cornets moyens, que l'on cautérise. On donne le traitement atropino-strychnique, et l'on remplace l'huile airolée par des pulvérisations de glycérolé au tanin et à la cocaïne.

La malade revient une dernière fois le 12 novembre ; elle dit qu'elle va très bien ; l'odorat est revenu ; elle n'a plus de rhinorrhée, ce qui l'a empêchée de donner du liquide pour l'analyse, comme on le lui avait demandé. Elle en est d'autant plus satisfaite qu'elle avait été très souffrante les hivers précédents. Elle n'a pourtant pris qu'une seule pilule d'atropine, car elle lui avait donné de la sécheresse de la gorge.

Cette malade appartient à une famille d'arthritiques ; le père est très nerveux ; elle a un frère plus jeune, en traitement pour de l'hypertrophie des amygdales.

OBSERVATION XXI (inédite).

(Due à l'obligeance de M. le professeur agrégé Lannois).

M⁰ M. P.., âgée de vingt-cinq ans, domestique à Villefranche, est envoyée en mai 1899, par le D' Bonnaud.

Elle raconte que depuis le mois d'août 1898, elle est sujette à un « rhume de cerveau » qui survient à chaque instant, et qui s'accompagne d'un écoulement aqueux par les deux narines, d'une durée plus ou moins longue. Elle dit qu'une de ses tantes et que sa grand'mère du côté maternel ont été autrefois sujettes à la même affection ; chez la tante, elle aurait duré plusieurs années.

Voici comment les choses se passent le plus habituellement : après être restée pendant deux ou trois jours dans un état normal, la malade est prise brusquement dans la matinée, le plus souvent peu de temps après son lever, quelquefois seulement après 11 heures, d'une sensation d'enchifrènement ; elle présente alors un écoulement très abondant, qui dure habituellement trois ou quatre heures, exceptionnellement toute la journée.

Le liquide est très clair, et coule « comme d'un filtre » ; si elle penche la tête, elle fait, dit-elle, sur le sol, un petit ruisseau comme le ferait un parapluie mouillé.

Pendant toute la durée de l'écoulement, elle a une sorte de chatouillement vers la racine du nez, des picotements du côté des yeux, qui pleurent un peu, et des éternuements fréquents.

L'odorat disparaît complètement pendant toute la durée de l'écoulement, et revient quand il cesse.

Très souvent aussi, à ce moment, il survient de la gêne au niveau des oreilles, des bourdonnements et même un certain degré de surdité.

A l'examen qui a été fait trois fois en dehors des périodes d'hydrorrhée, on a constaté une hypertrophie très nette des deux cornets inférieurs et surtout du cornet inférieur droit ; le cornet moyen n'est que légèrement hypertrophié ; à droite, le méat moyen est très large. Malgré l'hypertrophie, les cornets ne sont pas rouges, mais au contraire pâles, humides, lavés.

L'examen des sinus est complètement négatif.

Du côté du tympan, on constate une légère sclérose avec brides postérieures, mais l'audition est satisfaisante ; il n'y a pas de bourdonnements.

La malade, qui est un peu nerveuse, est très ennuyée de la persistance de son état, d'autant plus que cela la fait renvoyer de ses places et l'empêche de gagner sa vie

Elle nous a procuré très facilement une certaine quantité de liquide nasal. L'analyse faite par le Dr Martz, chef des travaux chimiques de la clinique de M. le professeur Lépine, a donné les résultats suivants :

Aspect : liquide clair, non filant, incolore.
Réaction : très légèrement alcaline.
Extrait sec à 100 degrés : . . 9.75 par litre.
Matières minérales : . . . . . 7,70 —
Matières organiques :. . . . . 2,05 —
Chlorures exprimés en chlore : 4,13 —

Urée, mucine et albumine.

Le traitement a consisté les trois fois en des cautérisations des cornets inférieurs et du cornet moyen droit, en lavages du nez avec du sulfo-bore, en applications d'huile airolée. A l'intérieur on a prescrit de l'atropine à la dose d'un demi-milligramme, et de la teinture de noix vomique dans du vin de kola.

L'hydrorrhée nasale continua malgré tout.

Dans une lettre adressée par la malade à M. le professeur agrégé Lannois, à la date du 18 novembre 1900, elle dit que depuis un an, son état s'est peu à peu amélioré ; elle a néanmoins été fortement atteinte pendant la saison des foins et les fortes chaleurs. Mais depuis, l'hydrorrhée a disparu. La malade ne se plaint plus que d'obstruction nasale fréquente.

CHAPITRE VI

DIAGNOSTIC DIFFÉRENTIEL DES HYDRORRHÉES NASALES

Nous avons étudié l'hydrorrhée nasale dans ses diverses manifestations : hydrorrhée cérébro-spinale, hydrorrhée des sinus, hydrorrhée de la pituitaire ; nous avons vu quel était l'aspect clinique de chacune de ces formes; nous pouvons à présent les rapprocher et voir comment on peut en faire le diagnostic différentiel.

En présence d'un écoulement nasal aqueux et profus, sans symptômes inflammatoires concomitants, on doit songer tout d'abord aux trois origines possibles signalées, les espaces sous-arachnoïdiens, les sinus et la pituitaire. La première est exceptionnelle, mais on ne doit pas en éliminer d'emblée l'hypothèse.

Il faut d'abord examiner les sinus, rechercher leur transparence à l'aide de l'éclairage électrique : si nous trouvons une obscurité marquée d'un côté, ce sera déjà une donnée sérieuse. Mais nous n'aurons jamais ainsi que des renseignements très relatifs, et seulement sur les sinus maxillaires ou frontaux ; une collection aqueuse pourra même laisser passer la lumière du côté malade.

Pour savoir d'où provient le liquide, il faudra envisager son mode d'écoulement d'abord, sa composition ensuite.

1° Dans la rhinorrhée cérébro-spinale, le flux est continu, la nuit comme le jour ; les interruptions sont trèsrares ; dans tous les cas authentiques publiés, l'écoulement n'a cessé qu'à la mort. La pression sanguine, la position du corps, la compression abdominale augmentent le flux aqueux. Dans presque tous les cas, il est unilatéral. — Le pronostic est grave : dans presque tous les cas suivis, la mort est survenue par lésions cérébrales ou méningées.

Dans l'hydrorrhée des sinus, l'écoulement est souvent discontinu : il augmente lorsque la position de la tête permet au sinus de se vider complètement ; on le voit ensuite cesser pendant un certain temps. Il persiste pendant la nuit. Il est unilatéral quand les lésions le sont ; mais il peut, dans la position horizontale, gagner le pharynx et passer de là dans l'autre narine.

La continuité de l'écoulement est très rare quand l'hydrorrhée provient de la pituitaire ; le flux survient d'ordinaire par crises, avec une certaine régularité dans leur durée et dans leurs intervalles. Il cesse, en général, pendant la nuit ; quand il persiste, il est assez abondant pour empêcher le sommeil. L'écoulement est souvent plus marqué d'un côté que de l'autre, mais il est d'ordinaire bilatéral.

2° L'hydrorrhée cérébro-spinale s'accompagne d'un cortège de symptômes bien spéciaux : elle est toujours précédée de céphalalgies violentes, de troubles cérébraux parfois graves, tels que des attaques épileptiformes ; ces phénomènes nerveux se calment dès l'établissement du flux. Il n'y a jamais de troubles de l'odorat ; par contre, on a noté, dans la plupart des cas, l'atrophie des nerfs optiques.

Quand l'hydrorrhée provient des sinus, on peut aussi observer des phénomènes cérébraux, mais bien moins accentués ; ils consistent surtout en céphalée frontale, en hémicranie siégeant du côté du sinus affecté ; c'est surtout une sensation de pesanteur semblable à celle que l'on rencontre dans toutes les affections sinusiennes. Il y a souvent des névralgies.

Ces symptômes ne sont très marqués que si l'hydrorrhée vient à cesser ; dès qu'elle se montre, ils s'atténuent ou même disparaissent. Il n'y a ni troubles de l'odorat ni troubles de la vue.

La céphalée existe parfois quand le flux aqueux provient de la pituitaire, mais elle est légère ; c'est une gêne plutôt qu'une douleur : le malade éprouve une sorte de malaise général ; contrairement à ce qui se passe dans les autres espèces d'hydrorrhée, ce malaise commence avec l'écoulement et cesse avec lui.

L'anosmie est très fréquente ; les troubles de la sensibilité générale de la pituitaire le sont aussi. Il n'y a pas de troubles du côté de la vue.

Enfin, l'hydrorrhée de la pituitaire s'accompagne le plus souvent, au moins au début, de phénomènes spasmodiques, éternuements, dyspnée, ainsi que de larmoiement et de photophobie ; ou bien elle apparaît sur un sujet nettement arthritique, remplaçant ou précédant une diarrhée séreuse quotidienne, des crises d'asthme régulières, des migraines, etc.

3° Le liquide écoulé dans les divers cas diffère surtout au point de vue chimique : on peut opposer celui de la rhinorrhée cérébro-spinale à celui des deux autres formes d'hydrorrhée nasale ; entre ces deux dernières, en effet, il n'y a guère qu'une différence : le liquide venant des sinus est plus épais ; il contient plus de mucus que celui de la pituitaire.

Dans la rhinorrhée cérébro-spinale, le liquide a une densité très faible, de 1005 à 1010. Il n'est jamais visqueux ; il ne donne pas de précipité par l'addition d'acide acétique, car il ne contient pas de mucine. Mais il renferme une petite quantité de matières protéiques qui sont surtout de la globuline.

A l'ébullition, il réduit la liqueur de Fehling ; la substance réductrice est obtenue en évaporant à sec l'extrait alcoolique : on obtient alors des cristaux en aiguille, qui sont non pas du sucre mais une substance analogue à la pyrocatéchine.

Quand l'hydrorrhée provient des sinus ou de la pituitaire, le liquide présente en général un certain degré d'opalescence et de viscosité, surtout accusé dans le premier cas. Les mouchoirs qu'il imbibe deviennent souvent raides en séchant, au lieu de rester souples comme dans la rhinorrhée cérébro-spinale ; il contient de la mucine : le microscope montre des corpuscules clairs et l'acide acétique donne un précipité visqueux.

Il renferme une plus forte proportion de matières solides que le liquide céphalo-rachidien. Enfin, il peut ou non contenir une substance réductrice, qui est alors toujours du sucre.

L'examen des lésions nasales n'est pas d'un grand secours pour le diagnostic : elles manquent souvent ; lorsqu'elles existent, elles ne sont pas caractéristiques, et elles semblent bien être plus fréquemment le résultat que la cause de l'écoulement nasal.

Avec ces données, il nous semble que l'on peut arriver sinon à un diagnostic bien ferme, tout au moins à des présomptions suffisantes pour pouvoir établir une thérapeutique un peu rationnelle.

Dans les cas de rhinorrhée cérébro-spinale, évidemment, il faudra bien se garder de toute intervention sur les fosses nasales ; une communication avec la cavité cranienne est possible et l'on doit craindre l'infection ; il faudra donc se borner à faire de l'antiseptie locale. Tant qu'on ne connaîtra pas mieux la pathogénie de la rhinorrhée cérébro-spinale, on restera désarmé.

On connaît bien à présent la chirurgie des sinus ; les ponctions, les trépanations de leurs parois permettront d'aller détruire les polypes ou les kystes qui semblent produire directement ou par voie réflexe l'hydrorrhée nasale.

Enfin nous avons vu que le traitement atropino-strychnique semblait donner de bons résultats, quand l'écoulement venait de la pituitaire. En outre, une thérapeutique locale, détruira les éperons, polypes ou hypertrophies de la muqueuse ; elle pourra venir ainsi en aide au traitement interne en supprimant une cause contante d'irritation.

Nous ne nous sommes occupé, au cours de cette étude, que des cas où l'hydrorrhée nasale domine la scène, où elle constitue, en apparence, toute la maladie ; mais on la rencontre moins en évidence dans bien des affections ; dans le coryza chronique simple, l'écoulement séreux peut être très abondant ; chez les vieillards, il finit par en être à peu près l'unique symptôme.

Dans la première période du coryza aigu, il s'établit une sécrétion de liquide séreux, âcre, alcalin, produisant l'érosion de l'orifice des narines et souvent de la lèvre supérieure. « Cette sécrétion dégénère parfois en un véritable flux qui force le malade à se moucher constamment, sans qu'il puisse arriver à tarir cet écoulement de sérosité à peu près continu » (Moure, *Manuel pratique des maladies des fosses nasales.*)

Au fond, c'est là de l'hydrorrhée nasale, au même titre que les formes que nous avons étudiées dans ce travail.

Nous pouvons donc bien affirmer que, contrairement à l'opinion de Bosworth, l'hydrorrhée nasale n'est pas une entité morbide : elle n'est qu'un symptôme commun à diverses affections ; elle n'a pas plus droit à une place à part dans le cadre nosologique que le larmoiement ou que la sialorrhée.

CONCLUSIONS

I. — L'hydrorrhée nasale consiste en un écoulement abondant par le nez, d'un liquide clair, semblable à de l'eau, écoulement qui peut se manifester d'une manière plus ou moins continue chez des sujets ne présentant souvent en apparence aucun autre trouble pathologique.

II. — L'hydrorrhée nasale ne constitue pas, ainsi qu'on l'a cru, une entité morbide : c'est, au même titre que les épistaxis, un symptôme que l'on retrouve dans des affections très diverses. Le liquide peut provenir de trois sources distinctes, les espaces sous-arachnoïdiens, les sinus, la muqueuse nasale.

III. — L'hydrorrhée cérébro-spinale spontanée est continue ; elle est souvent précédée de phénomènes cérébraux qui disparaissent quand le flux survient. Le liquide écoulé présente tous les caractères du liquide céphalo-rachidien.

IV. — L'hydrorrhée provenant des sinus est en général discontinue. On observe souvent les phénomènes subjectifs habituels des sinusites ; l'apparition de l'écoulement les atténue en général. L'examen des sinus y révèle la présence de lésions diverses. Le liquide diffère nettement du liquide céphalo-rachidien.

V. — L'hydrorrhée provenant de la pituitaire est rarement continue ; ses crises s'accompagnent souvent des symptômes analogues à ceux du coryza spasmodique. L'analyse montre que le liquide écoulé n'est que la sécrétion exagérée de la muqueuse nasale.

VI. — La pathogénie est parfois obscure :

a) Dans la rhinorrhée cérébro-spinale, l'affection semble due à une augmentation de pression du liquide céphalo-rachidien. M. Saint-Clair Thomson l'attribue à ce que l'on a désigné sous le nom d'hydrocéphalie chronique de l'adulte. C'est une pure hypothèse.

b) L'hydrorrhée provenant des sinus peut être due à une hydropisie simple, à des kystes ou à des polypes ; ces dernières productions peuvent déterminer par voie réflexe une hypersécrétion de la muqueuse nasale elle-même.

c) L'hypersécrétion de la pituitaire se rencontre d'une manière à peu près constante chez des neuro-arthritiques ; c'est un phénomène nerveux dont la cause directe échappe le plus souvent. Elle peut être déterminée par une névrite du trijumeau ou par un traumatisme.

VII. — La thérapeutique est impuissante dans le premier cas et se réduit à quelques précautions d'antisepsie.

Lorsque les sinus sont en jeu, la guérison de leur affection par les moyens chirurgicaux met fin à l'hydrorrhée.

Enfin, quand l'écoulement naît de la pituitaire, on doit employer un double traitement, un traitement local contre les lésions de la muqueuse, et un traitement interne (atropine, strychnine), s'adressant à l'élément nerveux de la sécrétion.

BIBLIOGRAPHIE

Anderson, Nottingham med. chir. Soc. (British medical journal,
    6 février 1892, p. 275).

Bean, New-York medical journal, 10 décembre 1892, p. 651.

Bosworth, Maladies du nez et de la gorge, 1889, vol. I, p. 258.

Brindel, Communication à la Société de méd. et de chir. de Bor-
    deaux, séance du 2 décembre 1898 (Journal de méde-
    cine de Bordeaux, 18 décembre 1898. p. 584).

Castex, Communication à la Société française d'oto-rhino-
    laryngologie, séance du 16 mai 1900 (Bulletin de lar.,
    d'oto et de rhinologie, 30 juin 1900, p. 132).

Creswell-Baber, Communication à la Société laryngologique de
    Londres, séance du 12 janvier 1898 (Revue hebd. de
    laryngologie, 1898, p. 924).

Delie, Communication à la 5ᵐᵉ Réunion des oto-rhino-laryngo-
    logistes belges, Anvers, 17 juin 1894 (Annales des
    maladies de l'oreille et du larynx, 1894, p. 843).

Dieucourt, Communication à la Société de médecine de Paris,
    séance du 14 juin 1899.

Fisher, British medical journal, 18 novembre 1899, p. 320.

Flatau, Communication à la Société berlinoise de laryngologie,
    séance du 17 avril 1896 (Annales des maladies de l'oreille
    et du larynx, 1896, p. 216).

Freudenthal, New-York medical journal, 1900, p. 459.

—   Communication à l'Académie de médecine de New-York,
    séance du 24 mai 1899 (Annales des maladies de l'oreille
    et du larynx, avril 1900, p. 365.

Jacquemart, Rev. hebd. de laryngologie, 26 septembre 1896.

JANKELEVITCH, Revue hebd. de laryngologie, 18 décembre 1897.

KEIPER, New-York medical journal, 22 juillet 1893.

KÖRNER, Zeits. für Ohrenheil., 1898, Bd. XXXIII, Heft 1

LACOARRET, Annales de la policlinique de Toulouse, janvier 1895.

LERMOYEZ, Annales des maladies de l'oreille et du larynx, 1899, 2me partie, p. 40.

LICHTWITZ, Communication à la Société de lar. et oto-rhinologie de Paris, séance du 4 novembre 1892 (Annales des maladies de l'oreille et du larynx, 1893, p. 539).

MEIZI, Journal of laryngol., décembre 1899.

MELVILLE-HARDIE, New-York medical journal, 6 septembre 1899.

MIGNON, Presse médicale, avril 1900, p. 203.

MOURE, Communication à la Société française de lar. et oto-rhinologie, séance du 16 mai 1900 (Annales des maladies de l'oreille et du larynx, juillet 1900, p. 102).

MOREL-MACKENZIE, Traité pratique des maladies du nez. 1887. Traduit de l'anglais par Moure et Charazac.

NIKITIN, Monats. für Ohrenheil., décembre 1898, p. 553.

RUEDA, Arch. latinos de rhin., lar., otol., mars 1895.

SAINT-CLAIR THOMSON, Communication à la Société de laryngologie de Londres, séance du 11 novembre 1896 (Annales des maladies de l'oreille et du larynx, 1897, 1re partie, p. 417).

—   Communication à l'Association médicale britannique, 66me Congrès annuel, juillet 1898 (Rev. hebd. de laryngologie, 1899, t. I, p. 500).

—   The cerebro-spinal fluid; its spontaneous escape from the nose, 1899, Londres, Cassel and Co.

TILLAUX, Anatomie topographique, 1877, p. 54.

ZUCKERKANDL, Anatomie normale et pathologique des fosses nasales, 1895. Traduit par Lichtwitz et Garnault.

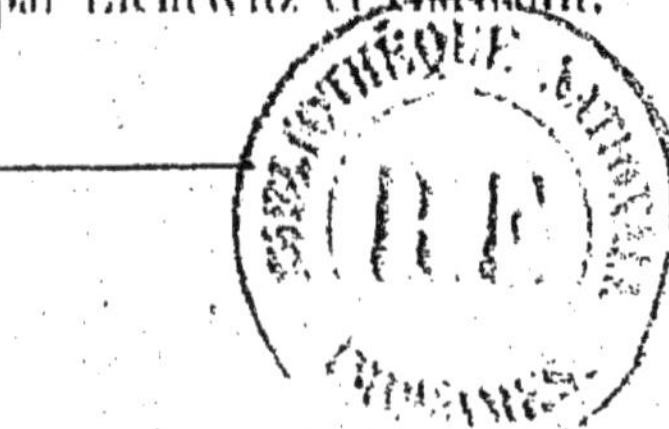

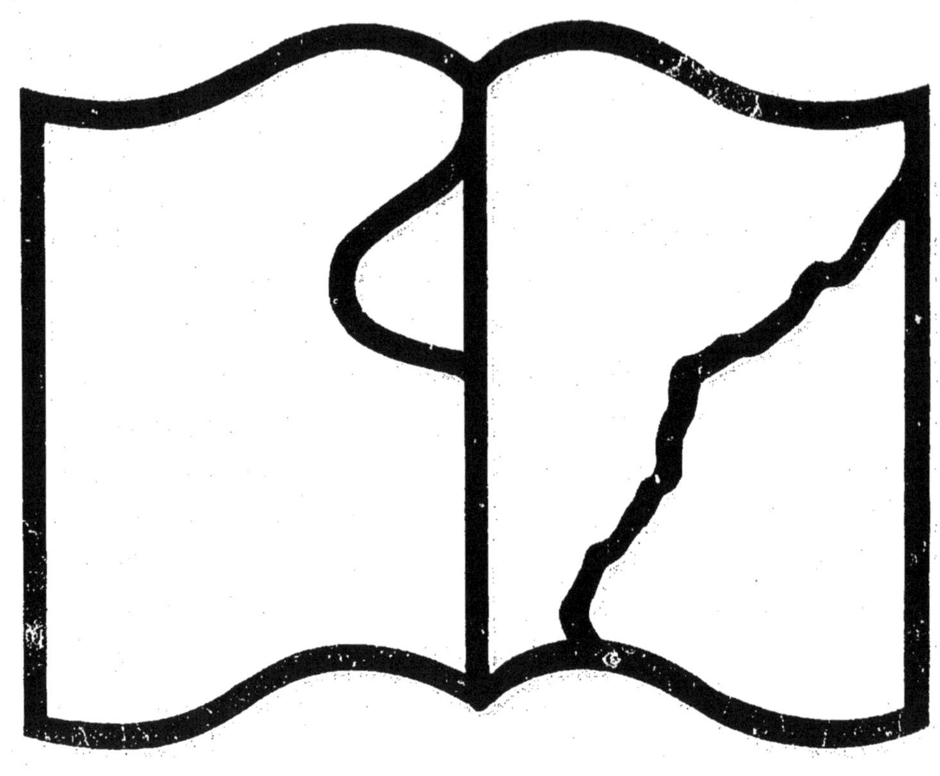

Texte détérioré — reliure défectueuse

NF Z 43-120-11

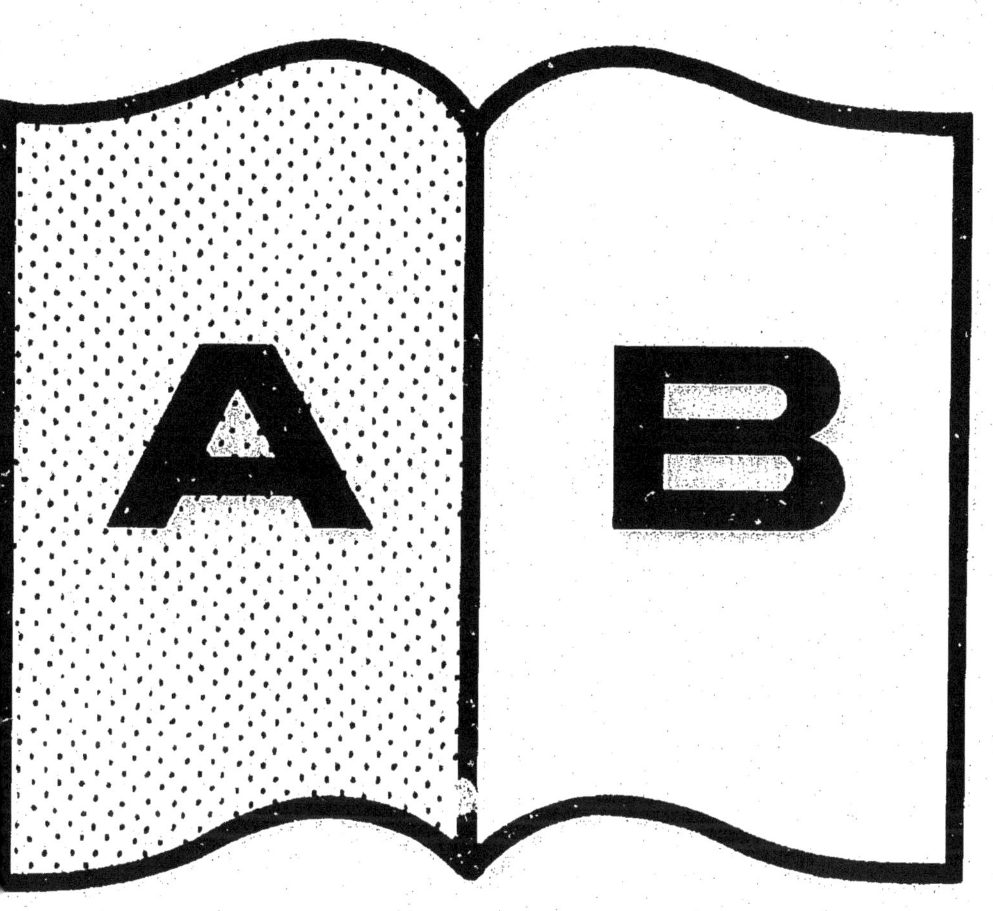

Contraste insuffisant

NF Z 43-120-14

9 782013 582223